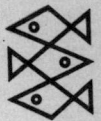

Über dieses Buch

Schönsein ist mehr als gut aussehen. Das weiß jeder moderne Mensch. Seit Dr. Coopers Buch »Bewegungstraining« (Fischer Taschenbuch Bd. 1104) erschien, zeigte sich sehr rasch auch bei den Frauen ein breites Interesse für die Möglichkeit, körperliche Fitness durch gezieltes Training zu erreichen. Bei aller prinzipiellen Übereinstimmung beider Geschlechter hinsichtlich der physiologischen Voraussetzungen stellte es sich als wünschenswert heraus, dem ersten, nach den Bedürfnissen des Herrn der Schöpfung konzipierten Buch eine Ergänzung anzufügen, die den besonderen Gegebenheiten in der körperlichen Konstitution und im Alltagsleben der Frau, ihren Gewohnheiten und ihrer Vorliebe für bestimmte Sportarten Rechnung trug.

In idealer Kooperation erarbeiteten Kenneth H. Cooper und seine Frau und langjährige begeisterte Mitarbeiterin Mildred die dem vorliegenden Buch beigefügten Tabellen nach dem bewährten Punktesystem. Tausende mit Frauen durchgeführte Tests unter medizinischer Kontrolle sorgten für ihre Zuverlässigkeit. Der von Frau Mildred Cooper verfaßte allgemeine Teil untersucht in oft launiger Form anhand vieler aus praktischer Erfahrung an ihr selbst und vielen ihrer Geschlechtsgenossinnen resultierender Beispiele alle nur denkbaren Aspekte des speziellen Bewegungstrainings für die Frau.

Mildred und Kenneth H. Cooper

Bewegungstraining für die Frau

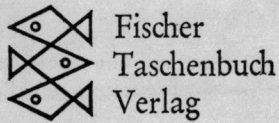
Fischer
Taschenbuch
Verlag

Aus dem Amerikanischen übertragen
von Jochen Schatte

Fischer Taschenbuch Verlag
 1.–17. Tausend: Juni 1975
18.–22. Tausend: Mai 1976
23.–27. Tausend: Januar 1977
28.–37. Tausend: Juni 1977
38.–47. Tausend: März 1978

Umschlagentwurf: Jan Buchholz / Reni Hinsch

Fischer Taschenbuch Verlag GmbH, Frankfurt am Main
Lizenzausgabe mit freundlicher Genehmigung
des Goverts Krüger Stahlberg Verlags GmbH, Frankfurt am Main
© Goverts Krüger Stahlberg Verlag GmbH, Frankfurt am Main 1973
Gesamtherstellung: Hanseatische Druckanstalt GmbH, Hamburg
Printed in Germany
480-ISBN-3-596-21608-7

Den Frauen in aller Welt, die ihr kör-
perliches Wohlbefinden wichtig genug
fanden, um sich zu einem aerobischen
Übungsprogramm zu entschließen.

Unser besonderer Dank gebührt Nancy Spraker-Schraffenberger, ohne deren Mitarbeit bei der Vorbereitung des Manuskripts das »Bewegungstraining für Frauen« niemals zustande gekommen wäre.

Inhalt

Dr. Cooper bedauert...und berichtigt

Nachdem ich mein erstes Buch über Bewegungstraining geschrieben hatte und bevor das zweite erschienen war, bekam ich einen Brief von Marie R. Gill aus Potsdam, New York, aus dem ich reumütig folgende Zeilen wiedergebe:

> Ich bin sehr ärgerlich. Bei der Lektüre Ihres Buches, *Bewegungstraining*, bin ich zu der Überzeugung gekommen, daß dieses Programm sehr wichtig für mich wäre, und brenne darauf, mit den Übungen anzufangen.
>
> *Aber* – an irgendeiner Stelle sagen Sie, es gebe nur zwei Menschentypen, Männer und Frauen, und Unterschiede im Körperbau, in der Muskulatur usw. seien keine Entschuldigung für eine Leistung unter 30 Punkten.
>
> Schön, Sie erkennen uns als zur menschlichen Rasse gehörig an. Aber wo befassen Sie sich mit unserem Problem? Da finde ich einen kurzen Abschnitt, wenig schmeichelhaft ans Ende eines Kapitels über Sondergruppen gehängt, zu denen auch andere »Ausnahmefälle« wie Leute *über 50* und solche *mit Übergewicht* gehören. Kein Wunder, daß wir so wenig in Form sind!
>
> Wie sollen wir uns als wichtig betrachten, wenn wir zur Obskurität verdammt sind? Für Frauen haben Sie kein Problem – nur den beiläufigen Vorschlag, wir *könnten vielleicht versuchen*, die Meile in 9 Minuten zu laufen. Sie sollten sich schämen!

Ich muß zugeben, daß Mrs. Gill durchaus nicht die einzige des schönen Geschlechts war, die sich ungerecht behandelt fühlte. Nun, ich bekenne mich schuldig mit mildernden Umständen.

Mein erstes Buch war eigentlich für die jungen Männer der Air Force gedacht. Der Widerhall in nichtmilitärischen Kreisen war aber so stark, besonders bei Leuten über 30, 40 oder 45 Jahren, daß wir uns bald genötigt sahen, einige Änderungen vorzunehmen.

Im zweiten Buch wurden allen Übungsprogrammen Tabellen für die verschiedenen Altersstufen beigefügt, weiterhin ein umfangreiches Kapitel, das sich ausschließlich mit dem Fitness-Bedarf der Frauen sowie ihrer Einstellung zum Sport und ihren körperlichen Anlagen befaßt.

Und noch immer zeigte die Reaktion von seiten der Frauen soviel ungeduldiges Verlangen, wurde so viel angefragt und korrespondiert über spezielle Probleme, daß ein ihnen gewidmetes Buch, wenn auch

in kürzerer Form, nicht mehr nur eine angemessene Fortsetzung der beiden ersten schien; es war notwendig.

Nachdem es sich als unumgänglich erwiesen hatte, ein »Bewegungstraining für Frauen« herauszugeben, war es für mich das Natürlichste der Welt, meine Frau Millie zu bitten, sich am Schreiben des Buches zu beteiligen. Wie ich in der Widmung von *The New Aerobics* sagte, ist sie mir eine unermüdliche Mitarbeiterin, eine nie schwankende Stütze geworden – dazu ist sie ein prächtiges Beispiel für den segensreichen Einfluß beständigen Trainings. Abgesehen davon, daß sie vor Gruppen im ganzen Lande öffentliche Vorträge hält, besitzt sie etwas, das ich mit all meinen wissenschaftlichen Untersuchungen nie erreichen werde: das besondere Verständnis der Frau für Frauen.

So arbeiteten wir gemeinsam an diesem neuen Buch; es basiert auf fortgesetzter aerobischer Forschung, laufenden Beobachtungen der weiblichen Leistungsfähigkeit, Krankengeschichten und reicher persönlicher Erfahrung durch Gespräche und Korrespondenz mit anderen Frauen; ihnen sei Dank für ihre Geduld – ihnen allen insbesondere, deren großes Interesse an der Sache sie zum Protest veranlaßte.

Dallas, Texas   *Kenneth H. Cooper, M. D.*

Befreiung unseres Körpers

Lange bevor Ken und ich auch nur im geringsten an eine eheliche Verbindung dachten, fragte ihn ein gemeinsamer Bekannter, ob er nicht Lust zu einem Rendezvous mit mir hätte.

»Nicht um alles in der Welt!« rief Ken. »Dieses Mädchen redet ja ununterbrochen, ihre Blödeleien haben kein Ende.«

Wie es dann doch dazu kam, ist eine andere Geschichte. Aber eines habe ich (außer dem Wert des Zuhörens) inzwischen erkannt: Über Bewegungstraining kann ich Ihnen noch soviel erzählen, seinen Sinn bekommt es erst, wenn *Sie* sagen können »ja, das stimmt«. Man muß dies alles selbst erleben und erfahren, um jenes aus einer guten körperlichen Verfassung resultierende herrliche Gefühl der Befreiung zu kennen.

Schönheit ist nicht auf die Oberfläche beschränkt. Ein Strahlen, ein Feuer ist in jeder aktiven Frau – in der Art, wie sie sich hält und wie sie blickt, wie sie fühlt und lebt. Es gibt viele Frauen, die neunzig Jahre alt geworden sind und nur in den ersten zwanzig wirklich gelebt haben.

Auf den folgenden Seiten werde ich Sie – unnachgiebig – zum Leben zu überreden versuchen.

Dallas, Texas   *Mildred Cooper*

1. Eine Frau befreit sich –
von Übergewicht, Müdigkeit und Apathie

Wenn ich darüber nachdenke, was ich mit dem Bewegungstraining erreicht habe: in puncto Figur (Kleidergröße 38, früher 42), Gewicht (10 bis 12 Pfund weniger), mehr Energie und Wohlbefinden, dazu das angenehme Gefühl, essen zu können, was ich möchte, ohne mir Sorgen um die Kalorien zu machen; das Freisein von Anspannung und Schlaflosigkeit – so habe ich allen Grund, mit mir zufrieden zu sein.

Aber ich muß mich auch fragen, was Ken vor zehn Jahren empfunden haben mag, als er Sportphysiologie studierte und bereits wußte, daß er sein Leben dieser Sache widmen würde – und auch, daß seine Frau nicht das geringste dafür übrig hatte. Wenn es ihm nicht einmal gelang, *mir* die gesundheitlichen Vorteile und die reine Freude begreiflich zu machen, die es mit sich bringt, körperlich trainiert und fit zu sein, wie sollte er dann andere Menschen überzeugen können?

Sie mögen sich vielleicht auch als sportlich uninteressiert betrachten, aber es ließe sich schwerlich jemand finden, der diesen Dingen mehr abgeneigt war als ich damals, zum Zeitpunkt unserer Heirat im Jahre 1959.

Wir sind beide in Oklahoma geboren (wo wir 20 Meilen voneinander entfernt aufwuchsen, ohne daß sich unsere Pfade gekreuzt hätten), und in Oklahoma war es auch, wo wir uns, in der Garnison von Fort Sill in Lawton, schließlich kennenlernten. Ken, der gerade seine Praktikantenzeit beendet hatte, absolvierte hier seinen Militärdienst als Luftwaffenarzt, und ich, nach einem Examen in Soziologie, frisch von der University of Oklahoma gekommen, hatte dort eine Stelle als Wehrbetreuungsleiterin.

Ich stamme aus einer Familie, die an einem Übel leidet, mit welchem fünfzig Millionen Amerikaner behaftet sind – dem Übergewicht (es ist wirklich so: 25 Prozent der Bevölkerung unseres Landes wiegen mindestens $7^{1}/_{2}$ kg zuviel). Meine Schwester wog meistens über 90 kg, meine Großmutter bis zu ihrem Tode fast 135 kg. Ich selbst hatte bis zu der Zeit, als ich erwachsen wurde, keinen Kummer mit meinem Gewicht, weil ich mich viel bewegte – ich spielte Basketball und nahm im College an den Pflichtkursen für Leibeserziehung teil –, aber wie in den meisten Familien war man bei uns durchaus nicht auf ständige sportliche Betätigung eingestellt.

In Kens Familie dagegen hatte schon immer eine Neigung zum Sport bestanden. Der Vater, von Beruf Zahnarzt, brachte ihm ein tiefes Verständnis für den Wert der Präventivmedizin bei, und von der Mutter kam die Anregung zur Leichtathletik. In den Jahren, als er die höhere Schule besuchte, war er ein guter Mittelstreckenläufer und Meister von Oklahoma über eine Meile (in 4 Minuten und 31 Sekunden), und als ich in Fort Sill mit ihm bekannt wurde, waren Dauerlauf und Jogging* für ihn so selbstverständlich wie das Zähneputzen. Seine Sorge um die Fitness fand ich ein bißchen exzentrisch (aber jedenfalls wirkte sie nicht abschreckend auf mich, als er mir einen Heiratsantrag machte).

Die »Joggers« waren in jenen Tagen noch kein gewohnter Anblick, und wenn sich jemand laufend auf öffentlichem Gelände zeigte, meinten die Leute, es werde Jagd auf ihn gemacht oder es sei irgendwo Feuer ausgebrochen. Immerzu wurde ich gefragt: »Ist Ihr Mann nicht der komische Kauz, der die ganze Zeit umherrennt?« In meinen Augen waren diese Übungen eigentlich nur etwas für Athleten und Body-builders. Ich konnte mir nicht vorstellen, daß sonst irgend jemand einen Beruf daraus machte. Ich hatte mir immer gewünscht, Ken würde sich auf Pädiatrie spezialisieren, dann hätte ich doch eines Tages sagen können, er sei Kinderarzt – ein Beruf, den jeder kennt und respektiert.

Statt dessen ging er nach Verlassen des Heeresdienstes zur Luftwaffe, da er sich für das Raumfahrtprogramm interessierte, und wir wurden nach Boston versetzt, so daß er sich für sein Magisterexamen in öffentlicher Gesundheitspflege und an der Harvard-Universität für sein Doktorexamen in Sportphysiologie vorbereiten konnte.

Wenn ich die Illusion gehegt hatte, das Leben in einer großen, konservativen Stadt in Neu-England würde meinen Mann veranlassen, auf das Laufen in aller Öffentlichkeit zu verzichten, so brach sie rasch zusammen. Bald merkte ich, daß ich es hier mit einem neuen Gegner, dem »Bostoner Marathon«, zu tun bekam. Sein Entschluß, sich an diesem jeden April veranstalteten 42-Kilometer-Wettlauf für Amateure zu beteiligen, spornte ihn noch mehr zu täglichem Training an. Er lief nun jeden Tag und bei jedem Wetter, selbst noch bei −20° C, wobei ihm tatsächlich einmal die Nasenlöcher zufroren. Natürlich trug er dabei seine ältesten, schäbigsten Sachen. Fast jeden Tag lief er an denselben beiden Zeitungsjungen vorbei, die ihren morgendlichen Rundgang machten. Einmal hörte er, wie der eine zu dem anderen sagte: »He, schau mal, da kommt's wieder.«

---

* Leichter Trablauf.

14

Das drückte recht gut aus, was ich jedesmal empfand, wenn ich ihn beim Training sah. Nach einem Lauf von 16 Kilometern setzte er sich aufs Fahrrad und fuhr die 10 Kilometer bis Harvard. Ich fuhr dann mit dem Auto zur Arbeit und nickte ihm im Vorbeifahren zu. Ich fand die ganze Sache höchst ärgerlich. (Als das Bostoner Marathon stattfand, ging er als Nr. 101 unter 400 Teilnehmern durchs Ziel.)

Man wird sich fragen, was in aller Welt mich dazu brachte, meine so negative Einstellung zum Sport zu ändern. – Es war der schnelle, stetige Schlag meines Herzens.

Nachdem Ken seinen Kursus an der Harvard-Universität beendet hatte, kamen wir zu einem Luftwaffenstütztpunkt in San Antonio, wo er sich auf die Raumfahrtmedizin mit ihren besonderen Anforderungen spezialisierte. Ich trainierte immer noch nicht regelmäßig, machte aber gelegentlich Radtouren mit Ken. Dann wurde unsere Tochter Berkley geboren, und nun war ich zunächst ganz ans Haus gebunden. Ich geriet in jene träge, verdrießliche Stimmung, wie sie für die Zeit nach der Schwangerschaft typisch ist. Eines Abends, als wir nach dem Essen noch ein wenig vor dem Fernseher saßen, bat mich Ken, seinen Ruhepuls zu zählen. Die Kontrolle ergab 50 Schläge pro Minute. Dann zählte er bei mir und kam auf 80 Schläge.

»Dreißig Schläge Unterschied, das ist ja nicht viel«, stellte ich vergnügt fest. »Meinst du? Dann mach' dir mal folgendes klar«, sagte mein listiger Gatte, »heute nacht, während wir schlafen, wird dein Herz ungefähr zehntausend Schläge mehr tun als meines. Und obwohl unsere Herzen dieselbe Menge an Blut pumpen, ist für dein Herz entsprechend mehr Leistung und Anstrengung nötig, um diese Arbeit zu bewältigen, weil du nicht in Kondition bist. Du wirst eben schneller müde und erschöpft als ich.«

Brauche ich noch zu sagen, was mir durch den Kopf ging, außer der Vorstellung von Ken als Witwer, wie er der Frau den Hof macht, die Mrs. Cooper Nr. 2 – und Berkleys Stiefmutter werden würde?

Das Zusammenwirken so düsterer Gedanken mit dem tief in meinem Inneren verborgenen Bewußtsein, daß Ken, was die Notwendigkeit zu täglicher körperlicher Übung und deren Nutzen betraf, doch recht hatte, überzeugte mich endlich davon, daß ich es mir nicht leisten konnte, *nicht* mit dem systematischen Training zu beginnen.

Am nächsten Tag packte ich Berkley in ihr Sportwägelchen, nahm unseren Hund an die Leine, und los ging's mit uns dreien, unter Ziehen und Schieben, auf die von Ken eigens für mich abgemessene »Rennstrecke« von ca. 2½ Kilometern rings um unser Wohnviertel in San Antonio.

Ein Übungsprogramm muß, wenn es Erfolg bringen soll, unbedingt auf die Person abgestimmt sein. Zum Glück bietet sich für das Bewegungstraining eine reichliche Auswahl an: da gibt es das Wandern, das Jogging und das Laufen; man kann auch seilspringen, treppensteigen, schwimmen, radfahren – eine ganze Anzahl von Bewegungs- und Sportarten, die Herz und Lungen für einen längeren Zeitraum stimulieren. Mehrere der genannten Möglichkeiten entfielen für mich, einmal Berkleys wegen, aber auch, weil sie mir nicht zusagten. (Wassersport mag ich nicht besonders. Infolgedessen haben Ken und ich niemals gemeinsam seinen bevorzugten Feriensport, Wasserski, betrieben, und ich habe eine fast ehrfürchtige Bewunderung für jede Frau, die ihre Punkte mit Schwimmen gewinnt.)

Ich beschloß also, das Laufen zu »meinem Sport« zu machen, weil es das einfachste war und ich Berkley dazu mitnehmen konnte. Damals paßte mir am besten der späte Nachmittag für meine Übung, und das war auch die Tageszeit, in der ich es, wie ich wußte, am nötigsten hatte. Bis dahin kam ich immer ganz gut zurecht, aber gegen vier Uhr fingen bei mir die Kopfschmerzen an, ich wurde reizbar und lethargisch durch mein Eingesperrtsein.

Am schwierigsten waren die ersten paar Wochen, da ich ja ganz von vorn anfing und mit einem sichtbaren Resultat vorerst nicht rechnen konnte. Es war wie mit meinen Diätversuchen; oft dachte ich, das könne ich einfach nicht, aber irgendwie brachte ich mich doch jeden Tag wieder dazu, die Laufschuhe anzuziehen und mich mit Kind und Hund auf den Weg zu machen. Zunächst ging ich nur im Schritt, und eines Tages war ich schließlich soweit, daß ich die abwärts führenden Streckenabschnitte zu traben anfing. Es muß ein rechtes Schauspiel gewesen sein, wie ich Berkley im Wagen vor mir herschubste, sie mit ihrem roten Schopf aufrecht am Bug, und schwerfällig hinterherhumpelnd unser dicker hellbrauner Spaniel.

An Sonntagen liefen Ken und ich immer zusammen. Er setzte dann Berkley in den Wagen und ließ mich ein Stück vorausgehen, bis zum höchsten Punkt eines Hügels gegenüber unserem Haus, und dann sausten sie los, hinter mir her. Klein Berkley schrie »schneller, schneller, Daddy«, und ich hörte, wie sie mir auf die Fersen rückten, obwohl ich beinahe einen Kilometer Vorsprung hatte. Es verletzte meinen Ehrgeiz, daß sie es fertigbrachten, mich einzuholen, und so probierte ich's schneller bei meinen täglichen Wochentagsübungen. Mit der Zeit wirkte sich dies aus – nicht nur insofern, als es mir immer öfter gelang, Mann und Tochter hinter mir zu lassen. *Meine Taillenweite nahm spürbar ab.* Besonders stark war ich an den

Hüften gewesen, und dort allein verlor ich 10 cm an Umfang. Die Kleidergröße ging von 42 auf 38 herunter.

Ich wog weniger. Mit körperlichen Übungen wird man keinen schnellen Gewichtsverlust erzielen, aber Fett verwandelt sich dabei in reines Muskelgewebe, und deshalb nimmt man an Umfang ab. Dies und die Tatsache, daß das Üben meinen bis dahin hemmungslosen Appetit etwas bändigte, führte zu einer Abnahme von über 4½ kg. Natürlich – viel besser wirkt eine Kombination von kalorienarmer Diät *und* Training; der Körper verbrennt dabei ausschließlich Fett. (Wenn man ohne gleichzeitiges Training fastet, verbrennt der Organismus etwa gleich viel Fett und Muskelmasse.)

Meine Eßgewohnheiten regelten sich von selbst. Wenn also das Übungsprogramm allein vielleicht auch keinen Gewichtsverlust bewirkt, wird man dabei doch auf keinen Fall zunehmen. Ich esse gern, und welches Vergnügen war es für mich, einen Nachtisch oder zwischen den Mahlzeiten einen Imbiß zu genießen, ohne befürchten zu müssen, daß ich bald wieder ein paar Kilo mehr wiegen würde. Ich setzte ja nun stets alles wieder in Energie um!

Zugleich entdeckte ich, daß mein Verlangen nach Süßigkeiten nachließ. Wenn ich vom Laufen zurückkam, erregte der Gedanke an ein Stück Buttercremetorte Übelkeit in mir, eine saftige Orange dagegen fand ich einfach herrlich. Wer regelmäßig trainiert, braucht auch mehr Flüssigkeit, und reichliches Trinken ist ein gutes Mittel, den Appetit einzuschränken.

Ich war weniger verkrampft, hatte mehr Tatkraft und schlief besser. Das Training vertrieb mein Bedürfnis, das Ende des Tages noch mit leerem Gerede auszufüllen. Ich gewann wieder neue Kraft und fühlte mich allgemein weniger müde. Und die Verkrampfungen und Spannungen verschwanden, die mich nach dem Zubettgehen wachgehalten hatten.

Mein Ruhepuls ging von 82 auf 57 Schläge in der Minute zurück. Das ganze Herz-Lunge-Gefäß-System wurde leistungsfähiger. Dies zeigte sich nicht nur an meinem niedrigeren Pulsschlag; ich begann tatsächlich leichter zu atmen. Unsere Lungen sind in gewisser Hinsicht mit Ballons zu vergleichen. Meistens benutzen wir zum Atmen nur ihren oberen Teil, und die Bemühung, Luft in die untere Hälfte zu bekommen, ist anfangs nicht leicht. Es ist so, wie wenn man versucht, einen neuen Ballon zum erstenmal aufzublasen. Ist man aber in Kondition gekommen, so spürt man deutlich, wieviel leichter die Luft ein- und ausgeht.

Meine Selbstachtung nahm merklich zu. Selbst wenn man nicht alles

belegen könnte, was das Bewegungstraining in physiologischer Hinsicht beim Menschen bewirkt (aber man kann es), lohnte allein der psychologische Erfolg die Mühe. Ich weiß zwar, daß ich nicht mit jedem Lauf ein Pfund Gewicht oder einen Zentimeter Umfang loswerde, aber andererseits weiß ich, welches gute Gefühl es mir jedesmal verschafft, wenn ich etwas tue, das mir im allgemeinen und meiner Figur im besonderen dienlich ist. In einem einzigen Bezirk meines Lebens wenigstens halte ich Disziplin. Wie auch immer sonst mein Tagesablauf sein mag, kann ich mir doch sagen, »meine Übung habe ich absolviert«. *Ich bemerkte, wie stolz mein Mann auf mich war.* Bevor ich selbst zu trainieren begonnen hatte, sah ich manchmal Bewunderung in Kens Augen, wenn andere Frauen zu ihm kamen und sagten, sie liefen eine Meile in der und der Zeit. Ich spürte dann tatsächlich immer ein wenig Eifersucht. Jetzt höre ich den Stolz aus seiner Stimme heraus, wenn er den Leuten erzählt, wieviel *ich* mit meinem Übungsprogramm erreicht habe.

Die Übungsform ist, wie ich schon sagte, individuell bedingt, gerade so wie das Make-up, das ganz nach dem persönlichen Geschmack gewählt wird. Auch die Übung muß Ihren Bedürfnissen und Wünschen entsprechen, und außerdem kommt es darauf an, worin Sie sich am stärksten fühlen – im Wandern, Schwimmen, Radfahren oder worin auch immer. Wenn man erst einmal hinter die Vorteile gekommen ist, läßt es einen nicht mehr los: die kleineren Kleidergrößen, das körperliche Wohlbefinden, der Stolz des Eheliebsten und auch, wie sehr man von den Bekannten um seine Selbstdisziplin beneidet wird – dies alles möchte man nicht mehr missen.

Als Berkley schließlich in den Kindergarten kam, verlegte ich mein Übungsprogramm auf die Morgenstunden und konnte nun trainieren, während sie dort behütet war. Selbst zu dieser Zeit, als ich schon einigermaßen geübt war, hätte ich mir nicht im Traum eingebildet, jemals eine Meile nonstop laufen zu können. Das hatte ich mir auch gar nicht vorgenommen. Ich fing gewöhnlich in leichtem Trab an und ging und trabte dann jeweils ein Stück. Und jeden Tag war ich am selben Punkt vom Trablaufen erschöpft.

Eines Tages lief ich so dahin, ganz vertieft in die Frage, was ich zum Abendessen kochen sollte, und auf einmal war ich über den Punkt hinaus, wo ich sonst in Schritt gefallen war – aber noch immer lief ich und war überhaupt nicht angestrengt.

Und dies ist nun der Trainingseffekt.

Irgendwann ist er einfach da. Wozu man am Tage vorher noch unfähig war – plötzlich ist's eine Kleinigkeit.

Nun steckte ich mir jeden Tag ein *klein wenig* weiteres Ziel – an einem bestimmten Haus noch vorbeizukommen und so fort. Und sozusagen Zentimeter um Zentimeter verlängerte ich meine Trabstrecke, bis ich eine Meile nonstop lief – es war das herrlichste Gefühl von der Welt –, dieses Bewußtsein, daß ich es nun schaffte. Tatsache ist, daß die meisten Menschen, einschließlich der Männer, nicht imstande sind, eine Meile im Dauerlauf zurückzulegen. Kommt zufällig die Sprache darauf und erklärt man, dies zu können, dann staunt alles. Unsere Selbstachtung steigt sichtlich, sobald wir mit irgendeiner nicht alltäglichen Fähigkeit glänzen.

Einmal zum Beispiel ging ich hinaus zum Air-Force-Stützpunkt, wo Ken einige junge weibliche Luftwaffenangehörige von 18 oder 19 Jahren testete. Er hatte eine Prüfstrecke von einer Meile (ca. 1,6 km) für sie vorgesehen und fragte mich unvermittelt, ob ich nicht mitlaufen wolle.

Ich war damals 32 oder 33, also über 10 Jahre älter als diese Mädchen, und so war es eine Herausforderung. Ich lief mit ihnen los, und nach einer Viertelmeile begann vielen von ihnen die Puste auszugehen. Meine sechzehnjährige Nichte, die auch mit uns lief, war übrigens die letzte, die aufgab. Ich ging als zweite durchs Ziel. Können Sie sich vorstellen, was das für ein Gefühl für mich war, daß ich, in meinem Alter, besser in Form war als die meisten dieser blutjungen Rekrutinnen?

Bald darauf wurde im Stützpunkt ein Paar-Stafettenlauf veranstaltet, bei welchem jeweils die Frau die erste Meile zu laufen und dann ihren Stab dem Mann zu übergeben hatte, der die nächsten zwei Meilen laufen würde. Ken und ich errangen den ersten Platz in unserer Altersklasse. Auch dies war ein Triumph, der mehr bedeutete als das bloße Gewinnen!

Ein Wort von anderer Seite

Schon die Tatsache, daß die Air-Force der Vereinigten Staaten das Bewegungstraining als offizielles Fitness-Programm übernommen hat, dürfte deutlich machen, daß meine Begeisterung nicht das Resultat einer »Gehirnwäsche« ist und daß ich mit meiner Erfahrung keineswegs allein dastehe. Doch was persönliche Bekundungen betrifft, so wünschte ich, wir hätten genügend Raum für die Wiedergabe der Tausende und aber Tausende von Gesprächen und all der Briefe, die wir von Frauen aus dem ganzen Lande erhalten haben, in welchen sie uns die eigenen Erfahrungen mit ihrem Übungsprogramm mitteilen.

Ich will es hier bei einer einzigen Stellungnahme bewenden lassen, die uns Mrs. Pat Neumann aus Bloomington, Indiana, spontan zusandte und in der sie die Auswirkungen ihres zwölfmonatigen Trainingsprogramms beleuchtet:

Vor einem Jahr war ich in der Figur unzweifelhaft ein Phänomen. In einem Konfektionsgeschäft rief die Verkäuferin eigens eine andere herbei, um ihr die erstaunliche Tatsache vorzuführen, daß ich in der Taille Weite 12, aber 25 cm weiter unten Weite 20 hatte. Ich weiß nicht mehr, seit wann bei mir jeder Oberschenkel einen stärkeren Umfang hatte als die Taille. Nie hatte man einen mächtigeren Schenkel- oder Gesäßmuskel gesehen.

Heute ist alles verändert. Im vergangenen Frühjahr, als ich mich eines Morgens beim Bettenmachen vorbeugte, sah ich zufällig auf eines meiner Knie. Erschrocken über den knochigen Auswuchs, der sich da entwickelt hatte, nahm ich gleich noch das andere Knie in Augenschein. Dasselbe! Schließlich wurde mir klar, daß ich hier meine Knie selbst erblickte, die seit Jahren unter Fettmassen verborgen gewesen waren. Übergewicht hatte ich nie, aber wenn ungefähr 90 Prozent von jedem Überschuß in – wörtlich genau – einem Viertel der Körperlänge abgelagert werden, dann ist die Wirkung um so grotesker.

Ich konnte feststellen, daß durch das Laufen sich jedes einzelne meiner Körpermaße verbesserte, ob nun Zu- oder Abnahme nötig war. Zum erstenmal in meinem Leben fülle ich einen BH aus, und was ich sonst an mir noch mit Freuden habe stärker werden sehen, sind die Waden. Wenn sich bei einem Mädchen Fessel und Wade zu wenig im Umfang unterscheiden, ist es ja auch recht vergnügt, wenn es vom Bandmaß wieder eine niedrigere Zahl für die Fesseln und eine höhere für die Waden abliest. Damit aber das, was ich vom Ansetzen sage, nicht etwa jemanden erschreckt, der es nicht braucht oder wünscht, lassen Sie mich betonen, daß es sich dabei um eine Verwandlung häßlicher klumpiger Fettpolster in schönes glattes Muskelgewebe handelt.

Darauf hinweisen möchte ich weiterhin, daß die Veränderung der Körpermaße nur ein Teilaspekt des Gesamtbildes ist. Die spontane Reaktion männlicher oder weiblicher Bekannter, die den Schritt verhalten, zurücktreten und ausrufen: »Hallo, Sie sehen aber gut aus! Wie haben Sie das fertiggebracht?« – so etwas macht mich ordentlich froh. Viel wichtiger noch ist mir die Reaktion meines Mannes, der mir eine ständig wachsende Zuneigung entgegenbringt. Und damit, Dr. Cooper, kommen wir zu einem Problem, das Sie

betrifft. Werden Sie imstande sein, es jemals in einem Buch auszudrücken, daß eine Frau ihrem Mann aufgrund des Bewegungstrainings noch weit mehr Vervollkommnung zu bieten hat als nur den neuen Anblick? Schließlich empfindet man ja nicht allein mit dem Auge!

2. Aerobier sind wir – was also noch?

Im Wörterbuch sind Aerobier oder Aerobionten als Lebewesen definiert, die zu ihrer Existenz freien Luftsauerstoff benötigen.

Hier werden Sie vermutlich auch einmal genau erfahren wollen, was unter aerobischen Übungen, also dem Bewegungstraining, zu verstehen ist. Lassen Sie mich als erstes die Version einer Fünfjährigen wiedergeben.

Zu unserer Tochter Berkley haben wir niemals bewußt über »Bewegungstraining« gesprochen, aber jedenfalls ist es ein in unserer Nachbarschaft viel gebrauchtes Wort, und kleine Kinder passen gewaltig auf. Eines Tages fragte sie mich: »Wo ist Daddy?«

»Er ist fortgegangen, um vor einigen Leuten zu sprechen«, sagte ich.

»Weißt du, worüber er spricht?«

»'wegungstraining.«

»Und was ist das?« fragte ich und versuchte zu verbergen, wie neugierig ich auf ihre Vorstellungen war.

»Laufen, Schwimmen, Reiten und Radfahren.«

»Wozu tut man denn das alles?«

»Das macht einen gesund. Man fühlt sich wohl.«

Diese Antworten waren, soweit sie eben reichten, vollkommen richtig.

Wir alle, Frauen oder Männer, sind Aerobier, d. h. wir sind, um am Leben zu bleiben, auf das Vorhandensein von Luft angewiesen.

Das erklärt sich folgendermaßen: Jede Art von Aktivität erfordert Energie. Unser Körper erhält sie, indem er die aufgenommene Nahrung »verbrennt«, wozu unbedingt Sauerstoff nötig ist. Den Brennstoff, also die Nahrung, kann der Körper speichern, aber er ist nicht darauf eingerichtet, sich mit Sauerstoff zu bevorraten.

Von den Mahlzeiten, die wir zu uns nehmen – drei pro Tag sind im allgemeinen voll ausreichend – verbraucht der Körper so viel, wie für den laufenden Energiebedarf nötig ist, und deponiert einen Teil des übrigen in Form von Fettgewebe. Man kann ziemlich lange ohne Nahrung sein und dennoch weiterleben, aber bei dem Zündungsagens Sauerstoff sind Bedarf des Körpers und Nachschub gleich, und mit Hilfe des Atmens muß der Nachschub unentwegt in Fluß gehalten werden. Ohne Atmung wäre die im Körper vorhandene Sauerstoffmenge rasch erschöpft, und alle lebenswichtigen Organe würden versagen, kurz – wir würden sterben.

All dies ist freilich weithin bekannt, für Ken aber war vor allem von Interesse, daß manche Menschen besser atmen als andere. Bei den einen ist die Atmung wirksam genug, um noch den letzten Winkel im Körper, wo Nährstoffe gelagert werden, mit Sauerstoff zu versorgen und Energie in Fülle zu produzieren. Andere bringen einfach nicht die genügende Menge davon mit der nötigen Geschwindigkeit in Umlauf. Das sind diejenigen, die leicht ermüden, die nicht mehr weiter zu können scheinen; es sind die körperlich Leistungsschwachen im Gegensatz zu denen mit aerobischer Fitness.

Nehmen wir beispielsweise an, ein paar von uns sähen sich plötzlich zu raschem Handeln veranlaßt, das für eine gewisse Zeit gleichbleibende Anstrengung erfordert – etwa, wenn wir beim Picknick sitzen und in einiger Entfernung ein Kind erblicken, das Gefahr läuft, in ein tiefes Gewässer zu stürzen; alles springt auf und rennt dorthin, so schnell es geht. In unserem Körper geht nun bei diesem Vorwärtsstürmen folgendes vor sich: Die Brust dehnt sich, da die Lungen mehr Sauerstoff haben wollen; das Herz schlägt wild, weil es bestrebt ist, mehr Blut durch den Körper zu jagen (denn das Blut transportiert den Sauerstoff), und das Blut fließt schneller in der Bemühung, die entferntesten Stellen des Körpers rasch mit Sauerstoff zu beliefern.

Kurz nachdem wir losgerannt sind, beginnen einige von uns zurückzubleiben. Diejenigen aber, die eine gute Kondition haben, kommen zuerst an, weil sie schneller Sauerstoff aufnehmen und ihn wirksamer nutzen konnten. Bei denen, die aerobisch nicht fit sind, war die Energie schneller verbraucht, und der Zeitpunkt der Erschöpfung wurde früher erreicht.

Der klassische Einwand wäre hier: »Ja – aber für alle Tage brauche ich gar nicht so viel Energie. Wie oft passiert es mir schon, daß ich ein gefährdetes Kind retten muß? Wer hat denn überhaupt eine solche Ausdauer nötig?«

Wir alle haben sie nötig.

Vermutlich sind Ihnen manche der typischen Merkmale schlechter körperlicher Verfassung recht gut bekannt – Sie sind außer Atem nach geringfügigen Anstrengungen, z. B. wenn Sie Einkaufstaschen getragen, den Fußboden gebohnert, den Kinderwagen ein paar Häuserblocks weit geschoben haben, wenn Sie eine Treppe hinaufgelaufen sind, weil das Telefon geläutet hat; Sie gähnen bereits früh am Tage; Sie nikken am Schreibtisch ein; Sie fühlen sich zu ausgepumpt, um abends noch etwas anderes zu tun, als sich vor dem Fernseher in Ihren Sessel fallen zu lassen.

Dies sind Symptome einer Erschlaffung, die sich im Laufe der Zeit

verstärken und ernsthafte Schädigungen mit sich bringen kann. Wenn man seinen Körper nicht nutzt, richtet man ihn zugrunde. Die Lungen verlieren ihre Leistungsfähigkeit, das Herz wird schwächer und anfälliger, die Blutgefäße verlieren mehr und mehr ihre Geschmeidigkeit, die Muskeln werden schlapp. Das gesamte Sauerstofftransportsystem ist schließlich verkümmert.

Bewegungstraining für Herz, Lungen und Blutgefäße

Vor ein paar Jahren, als wir noch in San Antonio wohnten, ging ich oft mit Berkley in den städtischen Zoo. Eines Tages, als wir am Gehege der Bergziegen vorbeikamen, bemerkten wir, daß diese sonst außerordentlich flinken Tiere Schwierigkeiten beim Gehen hatten. Als wir sie uns genauer anschauten, sahen wir, daß ihre Klauen übermäßig gewachsen und stark deformiert waren; die armen Ziegen waren gerade noch fähig, ein wenig umherzuhumpeln. Herausgerissen aus ihrer natürlichen Umgebung, wo durch das Klettern über rauhen, steinigen, unebenen Boden ihre Klauen ständig abgenutzt wurden und so in guter Form geblieben waren, hatten sie in der Gefangenschaft all ihre Beweglichkeit, ihre Ungezwungenheit im Springen und Laufen eingebüßt.

Das Beispiel der Ziegen illustriert ein manchmal von Ken und mir gebrauchtes Wort, das sich auf die Kapazität des Herzens bezieht: Gebrauche sie oder verliere sie. Vom Gedächtnis bis zu den Muskeln (und das Herz ist ein Muskel) verkümmert alles, wenn es nicht gebraucht wird. Im Laufe der letzten Jahrzehnte hat der Mensch die Muskeltätigkeit mehr und mehr durch Maschinenkraft ersetzt. Mindestens ebenso wie für den Mann in seinem Beruf gilt dies für die Frauen in Haus und Büro. Alles haben wir mit Motoren versehen: Schreibmaschinen, Besen, Bleistiftspitzer, Mixer, sogar Zahnbürsten. Noch als unsere Großmütter jung waren, hatten die Frauen wesentlich mehr körperliche Bewegung im Laufe ihres Arbeitstages, als sie heute haben.

Ich weiß, was Sie dazu sagen werden; es ist so ziemlich immer dasselbe. Wenn ich einen Vortrag halte, finden sich unter den Zuhörerinnen stets mehrere, die etwa einwenden: »Erzählen Sie mir doch nicht, Mrs. Cooper, daß ich nicht genug Bewegung hätte. Tag für Tag habe ich von morgens bis abends Arbeit im Haus – die Kinder versorgen, waschen, plätten, kochen ...« Und es ist mir klar, daß auch viele Frauen, die außer Hause arbeiten, sagen werden, sie säßen bei ihrer Arbeit nicht gerade herum.

24

Hier liegen zwei Mißverständnisse verborgen, die wir erst einmal richtigstellen wollen. Zunächst: wenn man sich müde fühlt, so muß dies nicht notwendigerweise bedeuten, daß der Körper ausreichend Bewegung hatte. Öfter noch ist dieses Gefühl ein Zeichen seelisch-geistiger Überanstrengung als Folge davon, daß man im Tagesablauf dem Zwang so vieler langweiliger Routinearbeiten ausgesetzt ist. Wirkliche körperliche Übung tilgt tatsächlich die geistige Ermüdung. Fast zugleich mit der Abkühlung nach dem Training ist man von der körperlichen Anstrengung erholt, und es setzt ein Gefühl der Erfrischung und Entspannung von Geist *und* Körper ein. Das ist der Grund, warum so viele Patienten mit Magengeschwür am Tagesende trainieren, dann nämlich, wenn sie emotionell aufgeladen und geistig ermüdet sind. Anscheinend neutralisiert die körperliche Bewegung die in den Magen einfließende Säure.

Zum zweiten haben Sie, wenn Sie auch noch so energisch den Bohnerbesen handhaben oder in Ihrem Büro umherliefen, nicht das geringste für Ihr Herz-Lungen-Kreislauf-System getan. Was Sie getan haben, ist reines Skelettmuskeltraining. Diese Art der Aktivität konzentriert sich also auf nur ein System des Organismus, und zwar auf eines der am wenigsten wichtigen. Auf die wesentlichen Organe und die Gesamtkonstitution hat es nur begrenzte Wirkung. Nötig sind aber vor allem solche Übungen, die Sauerstoff erfordern und den Körper zwingen, ihn zu transportieren und zu verarbeiten. Und dies tut das Bewegungstraining.

Welcherart physiologische Veränderungen können Sie nun vom Bewegungstraining erwarten?

- Sie werden leichter atmen, da die Muskulatur des Brustkorbes gekräftigt wird; die Luft kann, bei geringerer Anstrengung, schneller ein- und austreten. Wenn Sie ermüdende Arbeit verrichten, wird der Körper mehr Sauerstoff zur Energieerzeugung aufzunehmen imstande sein.
- Der Sauerstoff wird schneller von der Lunge zum Herzen transportiert und überallhin im Körper verteilt werden, weil das Herz stärker schlägt und mehr Blut pro Schlag pumpen kann. Dies bewirkt wiederum, daß weniger Schläge notwendig sind. Selbst wenn Sie sehr schwer arbeiten, wird Ihre Herzfrequenz dann niedriger sein, als wenn das Herz in schlechter Verfassung wäre.
- Die Gefäße, die das Blut zum Körpergewebe transportieren, werden an Zahl zunehmen und einen größeren Querschnitt bekommen, wodurch sie das gesamte Gewebe mit Sauerstoff zur Energieerzeugung anreichern.

- In Ihrem Körper wird eine größere Menge Blut zirkulieren, d. h. mehr rote Blutzellen bzw. Hämoglobin zum Transport des Sauerstoffs.
- Alle Ihre Muskelgewebe und Gefäße erhalten eine stärkere Spannung, so daß das Blut leichter zirkulieren kann; ein häufiger zusätzlicher Effekt ist Senkung des Blutdrucks.

Diese durch das Tranieren bewirkten Veränderungen in den verschiedenen Systemen und Organen des Körpers werden zusammenfassend als der *Trainingseffekt* der aerobischen Übungen bezeichnet.

Bewegungstraining für Gesundheit und Wohlergehen

Die folgenden, jeweils mit Ja oder Nein zu beantwortenden Fragen sollen Ihnen entscheiden helfen, ob das Bewegungstraining für Sie persönlich – rein physiologisch gesehen – in Betracht kommt.

	Ja	Nein
1. Mein Hausarzt ist mit meinem Körpergewicht einverstanden.	___	___
2. Ich habe genügend Selbstbeherrschung im Essen, Rauchen und Trinken.	___	___
3. Ich kann einige Häuserblocks weit laufen oder ein paar Treppenabsätze hinaufsteigen, ohne Atemnot zu bekommen.	___	___
4. Der Ruhepuls hält sich bei mir gewöhnlich in den Grenzen zwischen 55 und 70 Schlägen pro Minute. (Um dies zu testen, entspannen Sie sich 5 Minuten lang im Sitzen und kontrollieren Sie dann Ihren Puls eine Minute lang nach dem Sekundenzeiger Ihrer Uhr.)	___	___
5. Der Hausarzt erklärt meinen Blutdruck für normal.	___	___
6. Was meine Erbanlagen betrifft, habe ich hinsichtlich Herz- und Lungenkrankheiten oder Diabetes keinen Grund zur Sorge.	___	___
7. Meine Blutgefäße scheinen im großen und ganzen gesund zu sein; z. B. habe ich keine Krampfaderbeschwerden.	___	___
8. Ich habe kaum Beschwerden mit Magenübersäurung, Sodbrennen, Verdauungsschwäche oder ähnlichem.	___	___

9. Ich leide so gut wie niemals unter Verstopfung. ___ ___
10. Meine Muskeln haben normale Spannung und hängen nicht schlaff herab. ___ ___

Lautet Ihre Antwort zu irgendeinem obigen Punkte »Nein«, so sollten Sie ernstlich an systematisches Bewegungstraining denken.

Worin besteht nun das Übungsprogramm? Es ist, kurz gesagt, ein wöchentlich vier- bis fünfmaliges Training in einer von mehreren Sportarten – Wandern, Jogging, Laufen, Schwimmen, Radfahren und noch einer Anzahl allgemein bekannter körperlicher Übungen. Wir müssen sie lange genug durchführen, um unsere Herzfrequenz, je nach unserer Altersstufe und der Übungsdauer, auf 130 bis 150 Schläge pro Minute hinaufzutreiben. (Niemand freilich, der nicht in guter Verfassung ist, kann dies ohne Gefährdung tun, wenn er nicht zuvor in einem abgestuften Aufbauprogramm die dazu nötige Kondition erworben hat, und das ist der Zweck von Kens altersangepaßten Wochen-Übungstabellen.)

Was ich als mögliche Motive, mit einem aerobischen Trainingsprogramm zu beginnen, angeführt habe, ist, wie gesagt, physiologischer Art. Lassen Sie mich nun noch einige der psychologischen Aspekte darlegen.

Bewegungstraining um unserer Persönlichkeit willen

An sich spielt es gar keine Rolle, aus welchem Grunde man trainiert. Ich muß gestehen, daß mein Herz und meine Lunge für mich nur Abstraktionen sind (und so geht es, glaube ich, den meisten Menschen). Aber ich betrachte ihr einwandfreies Funktionieren nicht mehr als gesichert. Niemand würde mir anerkennend sagen, »wie gut mein Herz und meine Lungen aussehen«; die sind ein privates und inhaltsschweres Geschenk, nur für mich. Wohl aber sind die Leute von anderen Dingen beeindruckt, und jene greifbaren, sichtbaren, stolz machenden Ergebnisse meines Trainingsprogramms sind es, die mich beharrlich durchhalten lassen.

Was die psychologische, das Ego stützende Seite betrifft, mögen Ihnen die folgenden zehn Fragen entdecken helfen, welches *Ihre* Gründe sein könnten, sich dem Bewegungstraining zu widmen:

Ja   Nein

1. Ich bin zufrieden mit meinem Gewicht, meiner Körperform und meiner Kleidergröße. ___ ___

2. Ich bekomme aufrichtige Komplimente von meiner Familie und meinen Bekannten über meine Erscheinung.   ___ ___

3. Ich bin stolz auf meine Leistungen – und meine Familie ist es ebenfalls.   ___ ___

4. Ich finde mich ebenso attraktiv wie die anderen Frauen in meinem Kreise.   ___ ___

5. Ich esse, was mir Spaß macht und kümmere mich nicht um Kalorien.   ___ ___

6. Ich bewältige den durchschnittlichen Arbeitstag, ohne mich müde und erschöpft zu fühlen.   ___ ___

7. Ich fühle mich fit und energisch und freue mich jeden Tag auf ein neues Beginnen.   ___ ___

8. Ich bin nur selten abgespannt, reizbar, niedergedrückt.   ___ ___

9. Ich schlafe ausgezeichnet und wache erfrischt auf.   ___ ___

10. Ich bin überzeugt, für das Innere und Äußere meines Körpers zu tun, was ich kann.   ___ ___

Wenn Sie auch nur eine dieser Erklärungen verneinen müssen, haben Sie allen Grund, sich mit dem Bewegungstraining zu befassen.

Wie ich bereits sagte, kombinieren sich bei mir die physiologischen mit den psychologischen Gründen. Auf lange Sicht möchte ich alles tun, um mein Leben mit Mann und Kindern – Sohn Tyler kam im Dezember 1970 an – zu verlängern und meinen Körper gesund zu erhalten. Und ich möchte dieses Leben voll genießen können. Jeden Tag stelle ich mit Genugtuung fest, daß ich eine recht attraktive Figur habe und daß ich Kleider von vorteilhaftestem Schnitt tragen kann, und ich freue mich über die Komplimente meines Mannes und meiner Bekannten.

Bewegungstraining speziell für die Frau

Noch einmal sei es gesagt: Alle Menschen sind Aerobier. Doch erschreckend wenige von uns sind arobisch fit, obwohl allgemein bekannt ist, daß Herz- und Kreislaufstörungen mehr Menschen in unserem Lande umbringen als Krieg, Verkehrsunfälle oder alle anderen Krankheiten zusammen.

Ganz gleich, wie viele Vorteile des Bewegungstrainings dokumentiert und katalogisiert werden können, Ken hält nur einen Aspekt dieses

Übungsprogramms für grundlegend wichtig, nämlich seinen potentiellen Beitrag zur Änderung der Statistiken über Tod und Invalidität – bei Männern und Frauen – aufgrund von Herzkrankheiten. Er kann niemandem garantieren, daß in seinem Falle das Bewegungstraining eine Herzattacke verhindern oder daß es sein Leben auch nur um einen Tag verlängern wird, aber er ist nach wie vor der Überzeugung, daß das »Trimmen« des Herz-Kreislauf-Lungen-Systems die *bestmögliche* Sicherung gegen Herzkrankheit ist und daß es die Jahre, die der Mensch vor sich hat, lebendiger, produktiver und im ganzen erfreulicher macht.

Nun ist Ken allerdings, aufgrund der von ihm im Labor und im Freien an vielen Tausenden von Personen durchgeführten Tests, zu dem Schluß gekommen, daß Frauen nicht ganz dasselbe Niveau der Fitness zu entwickeln brauchen wie Männer, um dieselben gesundheitlichen und emotionellen Vorteile davon zu haben. Kurz, sie können langsamere Fortschritte machen, bis sie das gewünschte Niveau erreicht haben; und dieses ist anders – aber nicht von geringerem Wert – als dasjenige, das Männer erreichen sollen. Sehen wir uns nun die diesbezüglichen Unterschiede zwischen Männern und Frauen näher an.

3. Man ist kein Mann

Vielleicht haben Sie schon einmal die Redensart gehört: »In jedem dicken Mann ist ein dünner gefangen, der ans Licht möchte.« Gewiß legen die meisten Männer Wert darauf, gut auszusehen und ihr Körpergewicht in Grenzen zu halten. Wir haben jedoch beobachtet, daß diese Dinge sich auf ihrer Prioritätenliste ziemlich weit unten befinden. Ernstliches Interesse am Bewegungstraining bekommt ein Mann im allgemeinen nicht so sehr seines Äußeren wegen wie deshalb, weil z. B. einer seiner Freunde gerade an einer Herzattacke gestorben ist. Er weiß, daß er als Mann anfälliger für Herzkrankheiten ist als Frauen, und er denkt darüber nach, wie er sein Leben verlängern kann, um seine Kinder noch aufwachsen zu sehen – und vielleicht hat er, wie so viele Leute in unserem Lande, sich ein Vermögen aufgebaut und möchte nun auch imstande sein, es zu genießen.

Die amerikanischen Männer nehmen unter denen der Welt, was den Herztod betrifft, die erste Stelle ein, und besonders alarmierend ist die ständige Zunahme dieser Fälle bei Männern in den Dreißigern, Vierzigern und Fünfzigern.

Bei uns Frauen verhält es sich etwas anders. Bis zu dem – individuell verschiedenen – Alter, in dem die Menopause einsetzt, genießen wir den Vorteil einer Art eingebauten Immunisierungsfaktors, der dem weiblichen Geschlechtshormon Östrogen zu verdanken ist. Weil es während der reproduktiven Jahre von unserem Organismus erzeugt wird, rangieren wir für diese Zeit in der Sterblichkeit durch Herzleiden üblicherweise hinter den Männern.

Das Östrogen stellt einen so bedeutenden Faktor für die Unterdrückung der Herzleiden dar, daß die Ärzte eine Zeitlang tatsächlich damit experimentierten, es Männern zu injizieren, besonders solchen, die bereits eine Herzattacke gehabt hatten. Zum Unglück war jedoch das Hormon, wenn es helfen sollte, in solcher Menge nötig, daß es den Männern weibliche Züge verlieh – Entwicklung von Brüsten, Ausbleiben des Bartwuchses, Veränderung der Stimme und so fort. Diese Therapie erwies sich also zum mindesten als fragwürdig.

Hier muß ich mich beeilen zu erklären, daß unsere Fähigkeit, Östrogen zu erzeugen, auch keine ewige Sicherheit bietet. Mit dem Beginn der Menopause wird dieses Hormon in geringerer Menge produziert, und entsprechend nimmt von diesem Zeitpunkt an die Häufigkeit der Herzkranzgefäßerkrankungen bei Frauen rasch zu. Aber auch sonst ist,

wie Ken es auszudrücken liebt, die Zeit vorüber, daß die Frauen selbstgefällig dasitzen und sich auf ihren Hormonen ausruhen konnten.

Zugleich mit den neuen Gesetzen gegen Diskriminierung aufgrund des Geschlechts und dem neuen Trend, Frauen in hohe Verwaltungsposten einzusetzen, laden wir uns mehr und mehr die gleichen aufreibenden und streßfördernden Jobs auf, für welche die amerikanischen Männer buchstäblich ihr Herz hingegeben haben. Ken argwöhnt, daß eine weiter zunehmende Belastung der Frauen durch Beruf und männlich-geprägten Streß die schützende Wirkung des Östrogens reduzieren werde.

Und bei *allen* Frauen kann der Streß, woher er auch kommen mag – kombiniert mit anderen Faktoren wie Fettleibigkeit oder Gewichtszunahme, Untätigkeit, hohem Blutdruck oder Zigarettenrauchen –, die Hormonausschüttung vermindern.

Und daher ist das Bewegungstraining für Frauen im Zeitalter ihrer Emanzipation wichtiger denn je zuvor.

Vergleich der Geschlechter im Körperbau

Das Östrogen ist verantwortlich für eine erhebliche chemische Verschiedenheit zwischen Männern und Frauen. Dies wirkt sich auf die Entwicklung der körperlichen Struktur aus; Mädchen reifen früher als Jungen zur Pubertät heran, dem Alter, in welchem man zur Fortpflanzungsfähigkeit gelangt, also etwa zwischen 12 und 14. Während der Pubertät bilden die Jungen ihre längeren, schwereren Knochen aus, sie bekommen zusätzliches Körpergewicht und mehr Muskelmasse. Mädchen legen sich in dieser Zeit die Fettpolster zu, die ihnen die weichen runden Konturen und damit den weiblichen Typus (und den Sex-Appeal) verleihen. Diese Fettablagerungen geben uns Frauen auch eine besondere Eignung, im Wasser zu treiben. Eine andere bemerkenswerte Strukturdifferenz zwischen Männern und Frauen sind, im allgemeinen wenigstens, unsere breiteren Hüften und der leicht abweichende Winkel, mit welchem der Kopf des Femur – des Oberschenkelknochens – in der Gelenkpfanne des Beckens sitzt, was unserem Gang eine drehende Bewegung gibt, im Gegensatz zu der mehr geradeaus gerichteten Bewegung des männlichen Schrittes. Es ist klar, daß dies auf unsere Art zu laufen, und auf unsere Fähigkeit dazu, Einfluß hat.

Nach Kens eigenen Beobachtungen und dem, was andere Untersucher feststellten, erreichen Jungen ihre maximale natürliche Fitness – die

äußerste aerobische Leistungsfähigkeit betreffend das Schlagvolumen des Herzens und das Atemvolumen der Lungen – kurz vor oder nach dem zwanzigsten Lebensjahr. Bei Mädchen ist dies um das fünfzehnte Lebensjahr der Fall. Von diesem Alter an geht für beide Geschlechter das Fitness-Niveau zurück, falls sie es nicht durch Training aufrechterhalten.

Es ist ein Glück, daß unsere Gesellschaft ihre bisher allzu unbeweglichen Vorstellungen von dem, was angemessen »weibliches« und »männliches« Verhalten darstellt, zu ändern beginnt. Viele jener stereotypen Begriffe scheinen zu verschwinden, und jede Frau kann sich heute in einer beliebigen Sportart hervortun, sie kann mit Energie und Hingebung ihre Übungen betreiben, ohne daß man über sie lacht oder die Nase rümpft.

Im übrigen werden sich immer mehr Menschen darüber klar, daß die alte Behauptung, der Sport entwickle bei der Frau wulstige Muskeln und ein unattraktives, unweibliches Äußeres, einfach nicht stimmt. Es ist gerade umgekehrt – und ich bin unbescheiden genug, auf mich selbst als eines von mehreren Millionen lebender, atmender Beispiele des gegenteiligen Effekts hinzuweisen. Ein anderes kennzeichnendes, von Ken viel bewundertes Beispiel ist Elaine Peterson, Stewardeß der United Airlines und Ausbilderin von Stewardessen. Sie ist erfolgreiche Marathonläuferin und nimmt an vier bis fünf Veranstaltungen jährlich teil, u. a. am Bostoner Marathon, und nie hat man eine bessere Figur und hübschere Beine gesehen – nach Aussage von Ken wenigstens!

Ausschließlich weiblich

Bisher bin ich hinsichtlich der physischen Unterschiede zwischen Männern und Frauen ziemlich allgemein geblieben. Aber wie steht es mit den Bezirken und Vorgängen, die ausschließlich weiblich sind? Besonders häufig wird von den Frauen nach der Auswirkung des Trainings auf die Brüste gefragt – ob der Busenumfang zu- oder abnehmen oder so bleiben werde.

Wie in so vielen Fällen, ist es Ken auch hier unmöglich, seine Angaben ohne Vorbehalte zu machen. Sehr viele Frauen teilten uns in ihren Briefen mit, daß sie eine Zunahme oder Abnahme des Umfangs festgestellt haben, und in fast allen Fällen wurde die Veränderung – im einen oder anderen Sinne – von der Verfasserin des Briefes als erwünscht bezeichnet.

Wir wissen mit Bestimmtheit, daß bei körperlichem Training eine Tendenz zur Festigung des gesamten Körpergewebes, einschließlich der Brust, besteht und daß beugende, kontrahierende oder streckende Armbewegungen – wie zum Beispiel Schwimmbewegungen und das Schwingen der Arme beim Laufen – die die Brüste stützenden Muskeln verstärken können.

Ken empfiehlt allen Frauen, vor allem solchen mit stark entwickelter Brust, bei jeder sportlichen Übung einen fest sitzenden Büstenhalter zu tragen. Das ist nicht nur angenehmer, es trägt auch zur Schonung der die Brust stützenden Ligamente bei, die in der Anatomie als Cooper-Bänder bekannt sind (nach A. P. Cooper, kein Verwandter).

Gewebserisse, Abszeßbildung und die Entwicklung von Tumoren, von denen die Frauenbrust heimgesucht werden kann, stehen mit sportlicher Betätigung in keinem Zusammenhang.

Nun zum Menstruationszyklus. Die meisten Ärzte sind sich darin einig, daß körperliche Übung während der Menstruation nicht nur erlaubt ist, sondern sich günstig auswirkt, besonders bei Frauen, die unter Dysmenorrhöe – schmerzhafter Regelblutung – leiden. Jede Übung, durch welche sich die Blutzirkulation und die Stärke und Flexibilität der Muskeln in der Unterleibsregion verbessert, ist wünschenswert und schafft Erleichterung bei Krämpfen, Schmerzen im Unterleib und Schweregefühl. In gesundem Zustand ist der Körper einfach besser darauf vorbereitet, mit diesem allmonatlichen Streß fertig zu werden. Es ist eine Tatsache, daß Olympiakämpferinnen während ihrer Periode Weltrekorde erzielten!

Zugegeben, manche Frauen haben am ersten Tage einen so starken Fluß, daß Sport dann schon aus praktischen Gründen unmöglich ist. Zugegeben auch, daß schmerzhafte Blutungen bewegungsunfähig machen und ärztliche Behandlung erfordern können – für alle anderen Fälle aber möchte ich Ihnen dringend raten, sich klarzumachen, daß sportliche Übung – sowohl bei normaler als auch bei nervenbelastender Periode – sich nur vorteilhaft auswirken kann.

Bewegungstraining und Mutterschaft

Dies muß in drei Abschnitte aufgegliedert werden: die Zeit vor der Schwangerschaft (in bezug auf Frauen, die sich ein Kind wünschen, die aber aus irgendeinem Grunde nicht empfangen können), die Schwangerschaft selbst und die Zeit danach.

Auch hier ist nichts mit Sicherheit zu erwarten, doch liegen uns einige

Fälle vor, in welchen das Training offensichtlich einen günstigen Einfluß auf die Fruchtbarkeit ausübte – in denen Frauen, die über Unfruchtbarkeit klagten, doch noch schwanger wurden, nachdem sie ein Trainingsprogramm begonnen hatten. Eine mögliche Erklärung hierfür ist nach Kens Ansicht, daß chronische Müdigkeit – die den normalen Ablauf des Menstruationszyklus beeinträchtigen kann – sich vielleicht auch störend auf den Ovulationsrhythmus auswirkt. Körperliche Bewegung vertreibt den gewohnten Zustand nervöser Erschöpfung, der Verkrampfung und des Streß und mag dazu beitragen, den normalen Rhythmus wiederherzustellen.

Um ein Beispiel aus unserem Freundeskreise zu nennen – zwei Eheleute in Oklahoma, die im Laufe der Zeit drei Kinder adoptierten, nachdem sie jahrelang vergeblich auf ein eigenes gehofft hatten, begannen beide zu dem Zeitpunkt, als sie das dritte Kind annahmen, systematisch Sport zu treiben, und innerhalb von 12 Monaten war die Frau schwanger.

Da sie bereits mehrere Kinder adoptiert hatten, lag der psychologische Aspekt der Bindung an ein Kind nicht vor, wie es bei vielen Paaren der Fall ist, die das erste Kind adoptieren und dann ein eigenes bekommen. Für dieses Paar war die sportliche Betätigung der einzige neue Faktor, und so ist Ken, wie auch die beiden Ehepartner, von dem entscheidenden Einfluß des Trainings überzeugt.

Die Frau blieb völlig frei von den Komplikationen und Unannehmlichkeiten der Schwangerschaft, was uns zur Frage des Trainings während der Schwangerschaftsperiode bringt.

Das folgende Schreiben von Mrs. Byron Bowles aus Lee's Summit, Missouri, ist charakteristisch für die zahlreichen Briefe, die wir in unserer Kartei unter dem Stichwort »Schwangerschaft« deponiert haben.

Als mein Mann und ich Mitte Juli das Übungsprogramm für Laufen auf der Stelle begannen, war ich im dritten Monat schwanger. Mein Hausarzt war sehr dafür, daß ich trainierte, und machte nur die Einschränkung, daß die Steigerung der Übungen langsam erfolgen müßte und daß ich in den letzten Wochen zu einem weniger anstrengenden Sport – er schlug Wandern vor – überginge. Daran hielt ich mich.

Vor diesem hatten wir schon drei Kinder gehabt, was mir eine Vergleichsmöglichkeit bietet. Früher hatte ich bereits Sport getrieben und daher geglaubt, ich sei recht gut in Form, aber da befand ich mich sicherlich im Irrtum.

Diese Schwangerschaft verlief unglaublich leicht, und ich erholte mich

äußerst schnell von ihr (mit dem Laufen fing ich schon wieder an, als das Baby zwei Wochen alt war). Auch kam das Kind zu vorgeschriebener Zeit zur Welt und nicht zu früh wie die anderen. Es war über ein Pfund schwerer.

Ich kann mir im Leben einer Frau keine Zeit vorstellen, zu der dieses Übungsprogramm von größerem Nutzen wäre. Ein gut funktionierender Kreislauf ist für die werdende Mutter von höchster Bedeutung. Der Zusammenhang zwischen Schwangerschaft und Sport scheint mir ein wichtiger Untersuchungsgegenstand für den Gynäkologen.

Im dritten und vierten Lebensjahrzehnt ist die Frau hinsichtlich der Fortpflanzung am aktivsten, und wenn sie in dieser Zeit, in der sie vielleicht das zusätzliche Gewicht eines Kindes zu tragen haben wird, ihren Körper in einen kräftigen Zustand bringen will, dann muß sie etwas für die Erhöhung ihrer Bindegewebe- und Muskelspannung tun. Wie jeder weiß, ist es bei den schwangeren Frauen wilder Eingeborenenstämme durchaus nicht ungewöhnlich, daß sie morgens ihr Kind bekommen und dann, ohne sich auch nur eine Minute aufzuhalten, ihrer täglichen Beschäftigung nachgehen. Diese Frauen sind so viel kräftiger – ihre Binde- und Muskelgewebe so viel gesünder –, daß sie den Streß der Schwangerschaft wesentlich leichter ertragen.

Fraglos verringert es die Belastung, wenn die dem Magen Halt gebenden Muskeln, besonders die Bauchmuskeln, gekräftigt werden. Weiterhin wichtig ist auch die Stärkung der Rückenmuskeln (Rückenschmerzen gehören zu den Hauptbeschwerden während und nach der Schwangerschaft, weil sich der Schwerpunkt bei der Frau bis um etwa 45 cm nach unten verlagert hat und sie beim Gehen den Rücken durchbiegen muß, um ihren Unterleib zu stützen). Die Liste ist noch nicht zu Ende; das Bewegungstraining trägt zur Verringerung der mit der Schwangerschaft einhergehenden Schwellungen und Wasseransammlungen bei und reduziert das Auftreten von Verstopfung und Krämpfen.

Besondere Erwähnung verdient das Problem der Krampfadern. Sie bilden sich, wenn Muskeln ihre Spannung und Venen ihre Elastizität verlieren; in ihnen sammelt sich das Blut an und bildet häßliche dunkle Flecken. Diese verfärbten Venen erscheinen in 10 Prozent aller Schwangerschaftsfälle (am meisten bei Frauen, die bereits starkes Übergewicht haben), und nach Kens Ansicht kann durch Kräftigung der Muskeln und Venen mit Hilfe des Trainings die Krampfaderbildung vermieden oder reduziert und manchmal auch nachträglich beseitigt werden.

Kurz, sportliche Übung ist entschieden ein Vorteil für alle schwangeren Frauen, die keine besonderen Komplikationen wie Unterleibsschmerzen oder Scheidenblutungen haben. Daher kann eine gemäßigte Form der Bewegung im Freien wärmstens empfohlen werden. Ausdrücklich sagt Ken: »Zuerst konsultieren Sie Ihren Facharzt für Geburtshilfe. Wenn er das Sporttreiben für unbedenklich hält, würde ich sogar Jogging bis zum sechsten Monat erlauben. Nach dieser Zeit hielte ich eine mildere Form der Übung für angebracht, etwa Wandern, Radfahren auf der Stelle oder Schwimmen. (Wenn auch manche Frauen das Jogging mit ausgezeichnetem Ergebnis bis zur Niederkunft fortgesetzt haben, sollten Sie die Entscheidung darüber doch lieber Ihrem Facharzt überlassen.) Wie lange nach der Niederkunft mit der Wiederaufnahme des Trainings begonnen werden kann, ist ein umstrittener Punkt. Gefühlsmäßig würde ich vorschlagen, etwa sechs Wochen zu warten, obwohl mir Berichte wie der von Mrs. Bowles vorliegen, wonach das Training bereits zwei Wochen nach der Geburt des Kindes wiederaufgenommen wurde. Auf jeden Fall – *nehmen Sie sich fest vor*, das Trainingsprogramm fortzusetzen. Die Belohnung wird unter anderem in der Wiedergewinnung Ihrer jugendlichen Figur bestehen.«

Wenige Frauen bleiben verschont von der auf eine Geburt folgenden Depression. Nach meiner Erfahrung ist eine der Ursachen das Bewußtsein, so aus der Form geraten zu sein und nicht mehr die »normalen« engen, schicken Kleider anziehen zu können; ich selbst kann bezeugen, daß hier das Bewegungstraining Abhilfe schafft. Sechs Wochen nach der Geburt unseres kleinen Tyler hatte ich erst 18 Pfund des Gewichts verloren, das ich bis zur Niederkunft zugenommen hatte. Ich trieb keinen Sport und konnte auch nicht Diät halten, da ich das Kind mit der Brust nährte (das Stillen schränkt zwar die Gewichtszunahme der Mutter ein, aber zur Abnahme führte es bei mir nicht). Nun begann ich wieder mit Jogging, und innerhalb von drei Wochen verlor ich sechs Pfund, *ohne diät* zu leben.

Bewegungstraining nach der Schwangerschaft ist eine gute Hilfe zu erneuter Festigung der Binde- und Muskelgewebe und zur Reduktion des geweiteten Bauches. Es ist auch ein äußerst wirksames Mittel zur Bekämpfung der Rückenschmerzen, die so oft noch lange nach der Geburt eines Kindes anhalten.

Bewegungstraining und Menopause

Wir wollen nun den Siebenmeilenschritt vom reproduktiven Alter zu den Jahren danach tun und uns über die Menopause unterhalten, als

dem letzten der spezifisch weiblichen Prozesse. Es wird Sie kaum über-
raschen, wenn ich energisch für ein Bewegungstraining in dieser Lebenszeit eintrete. Tatsächlich betrachte ich es als absolut notwendig.
Da ist zunächst die nachlassende Schutzwirkung des Östrogens, wovon
am Anfang dieses Kapitels die Rede war. Zweitens können für die
Frau in fortschreitendem Alter auch chirurgische Eingriffe nötig werden, und ob es sich dabei um Gallenblasen- oder Magenoperationen
handelt oder um die Entfernung einer Brust – die Wahrscheinlichkeit
nachoperativer Komplikationen ist wesentlich geringer, wenn sich
die Patientin körperlich fit gehalten hat.
Was die Brustoperation betrifft, möchte ich Ihnen die Geschichte einer
der bemerkenswertesten Frauen unseres Bekanntenkreises vortragen.
Mrs. Myrtle Pehrson aus Excelsior, Minnesota, ist 52 Jahre alt, Mutter von fünf Kindern und zweifache Großmutter. Hier ihr Bericht:

> Im Jahre 1954 schloß ich mich dem Gymnastik- und Schwimmpro-
> gramm der YWCA* an, und vor vier Jahren begann ich mit Jog-
> ging.
> Im März 1970 stellte mein Hausarzt Brustkrebs bei mir fest, und
> am Ende desselben Monats wurde eine radikale Mastektomie an der
> linken Seite durchgeführt. Aufgrund meiner guten Kondition war
> zum Flicken des Einschnitts keine Hautübertragung erforderlich,
> und auf die Therapie sprach ich so gut an, daß man kein Atem-
> gerät bei mir anzusetzen brauchte. Die Ärzte waren höchst ver-
> wundert, daß ich keine Schwierigkeit hatte, mich zu bewegen und
> mir zu helfen. Vorgesehen waren vier bis fünf Tage Intensivpflege,
> aber schon 48 Stunden nach der Operation war ich wieder auf.
> Fünf Tage nach der Operation wurde mir mitgeteilt, daß die andere
> Brust binnen sieben oder acht Wochen entfernt werden müßte. Ich
> ging nach Hause und machte die körperlichen Übungen, die mir vom
> Krankenhaus vorgeschrieben waren, dazu noch einige andere, zu de-
> nen ich mich imstande fühlte. Ende April – genau vier Wochen nach
> der ersten Operation – war ich auf die zweite ausreichend vorbe-
> reitet.
> Bis zum 1. Juni konnte ich schon wieder schwimmen, und im Juli
> spielte ich eifrig Golf. Im September ging ich erneut zur YWCA
> und war in kürzester Zeit wieder soweit, dreimal in der Woche
> meine drei bis vier Meilen im Trablauf zurückzulegen.
> Die Ärzte verordneten mir eine Spezialdiät, weil der Cholesterin-
> Spiegel bei mir auf 330 gestiegen war. Mein Gewicht betrug zu die-

* Young Women's Christian Association (Christliche Vereine junger Mädchen).

ser Zeit 95 Pfund. Obwohl ich mich nicht lange an die Diät hielt, war nach zwei Monaten Jogging der Cholesterin-Spiegel auf 211 gesunken.

Nicht nur im Falle eines derartigen Eingriffs wird die ältere Frau, wenn sie in guter Kondition geblieben ist und ihre Muskulatur noch die nötige Spannkraft hat, den Problemen eher begegnen können; sie hat dann auch bessere Chancen zur Verlängerung ihres Lebens, weil die Gefahr einer Herzgefäßerkrankung für sie geringer ist. Sie wird sich zudem ihre jugendlichen Konturen, auch die der Beine, und ihre jugendliche Haut erhalten können. (Ken hat eine Patientin von 73 Jahren, die eifrig Geh-Training betreibt und deren Beine er, ohne im geringsten zu übertreiben, mit denen der Marlene Dietrich verglichen hat.) Und schließlich ist Ken überzeugt, daß manche der für die Menopause charakteristischen Erscheinungen – fliegende Hitze, hormonale Unausgewogenheit – durch das Bewegungstraining bis zu einem gewissen Grade zu mildern sind. Er versichert ferner – wenn auch ohne sich dabei auf exakte Daten stützen zu können –, daß das psychische Trauma der Menopause bei einer Frau geringer sein wird, wenn sie sich ihren Körper fit erhalten hat.

Die Abweichung im Bewegungstraining für Frauen

Zusammenfassend kann gesagt werden, daß ganz sicher das Bewegungstraining für beide Geschlechter von Nutzen ist, wenn es auch für Männer noch mehr eine Frage von Tod oder Leben sein mag als für Frauen.
Keiner der spezifisch weiblichen Lebensvorgänge verbietet an sich ein reguläres, energisches Training; vielmehr machen es gerade diese Funktionen wünschenswert, ja oft dringend notwendig.
Die in Kens ersten beiden Büchern aufgestellten Übungsprogramme sind überall in der Welt erfolgreich durchgeführt worden (die Bücher wurden in mehrere Sprachen übersetzt), aber diese Programme waren nicht für Frauen vorgesehen.
Beim Mann dient ein vorhergehender 12-Minuten-Test im Gehen und Laufen der Ermittlung seines Fitness-Grades, und weiterhin ist die Erzielung von 30 aerobischen Punkten pro Woche notwendig. (Das aerobische Punktesystem, mit welchem man seine Fortschritte messen und stufenweise auf einen angemessenen Fitness-Grad hinarbeiten kann, wird am Anfang des nächsten Kapitels eingehend erläutert.)

In dem Programm für die Frau gelten diese beiden Forderungen nicht.

Während der letzten Jahre ermittelte Ken mit dem Fortschreiten seiner Untersuchungen, daß die aerobische Gesamtkapazität der Frauen durchschnittlich kleiner ist als die der Männer, entsprechend der weiblichen, im allgemeinen geringeren Körpergröße. Vor allem haben wir Frauen im Verhältnis zu unserer Lungenkapazität ein etwas kleineres Herz, und in unseren Adern kreist eine geringere Blutmenge, also weniger Hämoglobin und weniger rote Blutzellen.

Er vertritt daher nicht mehr die Ansicht, Frauen müßten, um ein gutes Fitness-Niveau zu erreichen, die für Männer als notwendig errechneten 30 Punkte pro Woche erzielen. Anhand laufender Beobachtungen konnte er feststellen, daß Frauen schon mit einer Leistung von 24 Punkten pro Woche ausreichend fit werden und bleiben können. (Natürlich rät er den Frauen, die dieses Ziel überschreiten wollen und die körperliche Fähigkeit dazu besitzen, nicht von ihrem Vorhaben ab.)

Ferner sieht er keine Notwendigkeit, daß Frauen, wenn sie es nicht ausdrücklich wünschen, sich einem Fitness-Test unterziehen. Sie können sich einfach als körperlich fit betrachten, wenn sie eine Wochenleistung von 24 aerobischen Punkten vollbringen.

Kurz – das Bewegungstraining ist für Frauen im Prinzip dasselbe, aber leichter.

Zur schnellen Orientierung folgen hierunter eine Übersicht der neuen Aspekte des Frauentrainings und Hinweise darauf, wo sie sich in diesem Buch beschrieben finden.

- *Zur Wahl stehender* aerobischer Fitness-Test im Laufen, dazu drei neue, ebenfalls dem persönlichen Ermessen anheimgestellte Fitness-Tests im Schwimmen, Radfahren und Gehen: 6. Kapitel, S. 58-59.
- Fortschreitende, den Altersstufen (unter 30, 30–39, 40–49, 50–59, 60 und darüber) angepaßte Bewegungstrainings-Programme für Frauen im Laufen, Gehen, Seilspringen, Treppensteigen, Schwimmen, Radfahren auf der Strecke und auf dem Standfahrrad: 8. Kapitel, S. 70-87.
- Kalorienwert von annähernd hundert bekannten Nahrungsmitteln und Getränken mit dem zur Verhinderung einer Gewichtszunahme jeweils erforderlichen Maß an körperlicher Übung: Anhang, S. 167-169.
- Auswahl an Übungen zur Verbrennung bestimmter Kalorienmengen: Anhang, S. 170.
- Kombinierte Übungs-»Menüs« für Hausfrauen, die einen Sportpark in der Nähe haben; für Frauen, die ein Programm möglichst

verschiedener Bewegungsformen wünschen und sich ein Fahrradergometer leisten können; für Tennisspielerinnen, die ein Fahrrad
besitzen; für Joggerinnen, die Tennis und Golf spielen; für Mädchen mit Verabredungen: Anhang, S. 165.

- Neue Punktauswertungen für beliebte Formen des Tanzes, für
  Gehen bei gleichzeitigem Schieben eines gewöhnlichen oder eines
  Sport-Kinderwagens mit Baby, für die bei Frauen beliebten Sport-
  arten und Freizeitbeschäftigungen: Anhang, S. 164.

4. Man muß mit dem Herzen dabeisein

Für den Fall, daß ich es bisher nicht genügend deutlich gemacht habe, möchte ich nochmals betonen, daß man aerobische Punkte nicht mit passiven, armseligen Bemühungen gewinnen kann, nach welchen man aussieht wie frisch aus der Schublade geholt. Wenn Sie so viel Sauerstoff umsetzen wollen, daß Ihr Herz die erwähnten 130 bis 150 Schläge in der Minute macht, dann muß sich Ihr Körper in der Tat ganz hübsch anstrengen.

Ich wiederhole: *Ihr* Körper; Ken mußte nämlich einmal einer passionierten Reiterin auf ihre Frage, wieviel aerobische Punkte sie denn für einen täglichen Ausritt von einer Stunde gut habe, antworten: »*Sie haben gar keinen gut – die Punkte bekommt das Pferd.*«

Das aerobische Punktsystem

Nach Labor- und Felduntersuchungen an Tausenden von Luftwaffenangehörigen und Zivilpersonen konnte Ken eine Korrelation zwischen gewissen Graden des Sauerstoffverbrauchs und den meistbetriebenen Sportarten festlegen. Jede körperliche Übung erfordert ein bestimmtes Maß an Energie und demnach auch eine bestimmte Menge Sauerstoff. Durch Messungen stellte Ken den Sauerstoffbetrag fest, welchen es den menschlichen Körper »kostet«, die verschiedenen Übungen durchzuführen, und drückte die voneinander abweichenden Meßwerte in aerobischen Punkten aus. Je mehr Energie man innerhalb einer gewissen Zeit aufwendet, desto mehr Punkte gewinnt man; je weniger Energie, desto weniger Punkte.

Im aerobischen Laufprogramm zum Beispiel bringt es einen Punkt ein, wenn man in 15 Minuten 1,6 km im Schritt geht; ein Dauerlauf von 3,2 km in 25 Minuten bedeutet vier Punkte.

Für alle Frauen hat Ken festgelegt, daß die zur Erreichung und Aufrechterhaltung eines befriedigenden Fitness-Grades notwendige Punktzahl 24 pro Woche beträgt. Ältere Frauen arbeiten sich einfach etwas langsamer bis zu diesem Niveau vor. Um Ihre Trainingsabsichten in die Tat umzusetzen, brauchen Sie, außer einer Uhr mit Sekundenzeiger und dem festen Willen, durchzuhalten, als Grundlage die Tabellen im 8. Kapitel, in denen die Entfernungen und Zeiten mit den entsprechenden Punktwerten angegeben sind. (Über die Frage, wie sich

Ihr Puls auf 130–150 beschleunigen soll, was Sie ja während des Übens nicht feststellen können, brauchen Sie sich nicht den Kopf zu zerbrechen; dies ist in die Übungen einkalkuliert und bereits im Punktesystem ausgedrückt.)

Fortschreitende Fitness

Da es gefährlich wäre, sich nach einem Zustand gänzlicher Untrainiertheit zu schnell zum 24-Punkte-Niveau der aerobischen Fitness hinaufentwickeln zu wollen, hat Ken die einzelnen Trainingsprogramme je nach Alterskategorie in 10- bis 18-Wochen-Stufen aufgegliedert. Nehmen wir noch einmal das Beispiel Jogging bzw. Laufen. Eine Frau unter 30 würde in der ersten Woche, um 5 Punkte zu erzielen, fünfmal 1,6 km in 17 Minuten gehen und bis zur zehnten Woche ihre Übung so weit steigern, daß sie dann viermal wöchentlich 2,4 km in 13 1/2 Minuten zurücklegt, womit sie auf 24 Punkte pro Woche gekommen wäre. Dagegen beginnt eine Frau zwischen 40 und 49 mit 1,6 km in 19 Minuten, fünfmal in der Woche (5 Punkte); erst am Ende der 14. Woche erreicht sie durch Jogging – 2,4 km in weniger als 14 1/2 Minuten, viermal wöchentlich – ihre 24 Punkte. Die Differenz von vier Wochen in der Dauer des Aufbauprogramms macht den Altersunterschied wett.

Klammern wir uns aber nicht an die in den Übungsprogrammen vorgeschlagene Wochenzahl. Manche werden vielleicht doppelt so lange brauchen, um das 24-Punkte-Niveau zu erreichen. Die benötigte Zeit ist nicht wichtig; es kommt nur darauf an, daß man sich schließlich zu den 24 Punkten hinaufarbeitet. Wenn es Ihnen also einmal in einer Woche zu schwer wird, das angegebene Ziel zu erreichen, dann machen Sie einfach auf der betreffenden Stufe weiter, bis Sie die nächste *bequem* schaffen.

Ich möchte noch besonders betonen, daß Sie den aerobischen Trainingseffekt auf zweierlei Weise erreichen können: durch ein über einen langen Zeitraum ausgedehntes Geh-Training, das eine Anstrengung von geringer Intensität erfordert; oder durch ein Jogging- bzw. Lauftraining, das in kürzerer Zeit zum Ziel führt, bei dem aber die Anstrengung intensiver ist. Jede der beiden Methoden zeitigt befriedigende Ergebnisse.

Nachdem Sie das Programm in einer Übungsart Ihrer Wahl bis zu Ende durchgeführt haben, brauchen Sie sich nicht mehr auf nur eine Form des Trainings zu beschränken. Um danach seine 24 Punkte in

der Woche zu bekommen, kann man alle möglichen Übungen miteinander kombinieren (siehe Vorschläge im Anhang, S. 171 ff.).

Zunächst aber, während des ganzen Aufbauprogramms, bleiben Sie bei ein und derselben Übungsart; es empfiehlt sich nicht, die Übungsart zu wechseln, bevor dieses Programm erfüllt ist – Ihre Muskeln stellen sich auf bestimmte Bewegungen ein, und Sie würden vielleicht Ihr Trainingsmaß nicht einhalten können, wenn Sie zu einer anderen Form übergehen, bevor Sie ausreichend in Kondition gekommen sind.

Sie können an vier oder fünf aufeinanderfolgenden Tagen oder jeden zweiten Tag Ihre Übungen durchführen. Ken empfiehlt, nicht an allen sieben Tagen der Woche zu trainieren, weil dies zu einem chronischen Müdigkeitsgefühl führen könnte. Zwischendurch braucht man auf jeden Fall auch eine Zeit der Ruhe.

Wichtig ist aber vor allem, daß Sie nach Erreichung des 24-Punkte-Niveaus nun nicht alle Ihre Punkte an einem Tage der Woche zu gewinnen suchen und an den übrigen sechs Tagen überhaupt nicht üben. *Man muß seinen wöchentlichen Punktgewinn über mindestens vier Tage verteilen*, also z. B. am ersten Tag 5 Punkte, am nächsten einen Punkt, danach 9 usw., bis es zusammen 24 sind. Zwischen zwei Tagen mit regulärem Bewegungstraining kann man sich seine Punkte auch einmal mit Spazierengehen verdienen.

Die aerobische im Gegensatz zur nichtaerobischen Übung

Die von Ken errechneten Werte – Punkte, Entfernungen und Zeiten – sind ausschließlich auf aerobische Übungen, d. h. auf das Konditionstraining für Herz, Gefäßsystem und Lungen bezogen. Aber wie Sie ja wissen, gibt es noch viele andere Formen der körperlichen Übung. Worin besteht nun grundsätzlich der Unterschied zwischen diesen und den aerobischen Übungen?

Mit körperlichem Training können unterschiedliche Ziele verfolgt werden, zunächst das der Erholung und Entspannung – etwa, wenn man nur zum Vergnügen ein wenig Golf spielt oder mit den Kindern umhertollt. Tun Sie das nur, sooft Sie können, aber betrachten Sie es nicht als Konditionstraining für Herz und Kreislauf. In der zweiten Kategorie wird der Sport zur Erhaltung der Figur und zum Aufbau der Skelettmuskeln betrieben. Nichts ist gegen die Ausbildung einer guten Figur bei der Frau und eines muskulösen Körpers beim Mann zu sagen, aber wenn dies auf Kosten der aerobischen Übungen geht, wird niemals wirkliche Fitness zu erreichen sein. Und schließlich kann

der Sport die Aufgabe haben, die Herz-Kreislauf- und die Lungenreserven zu verbessern. Zwischen diesen drei Arten sportlicher Aktivität besteht keine Wechselbeziehung. Die beiden ersten können einen gewissen Wert haben, aber keine von ihnen – und auch nicht beide zusammen – bringen den von der dritten ausgehenden Nutzen.

Unter den Übungen zur Figurverbesserung und zum Muskelaufbau sind einige »Schlager«, von denen Sie sicherlich schon gehört haben. Ich möchte eindeutig erklären, worin sie bestehen und warum sie nicht als aerobisch zu betrachten sind.

Isometrik. Dies ist Muskelkontraktion ohne Bewegung der Glieder. Das Ziehen an der Klinke einer verschlossenen Tür ist hierfür ein Beispiel. Isometrische Übungen waren in den fünfziger und sechziger Jahren große Mode bei uns, und auch jetzt haben sie noch Anhänger, da sie als ein Schnellverfahren angepriesen werden: als Übungen, bei denen man nicht in Schweiß gerät und die nicht mehr als ein bis zwei Minuten täglich in Anspruch nehmen. Leider bemogelt man sich damit selbst. Isometrische Übungen wirken sich nur auf die Muskeln aus, von denen die Knochen umgeben sind – sie haben keinerlei Nutzen für Herz, Lungen oder Blutgefäße. Wenn Sie nicht mehr beabsichtigen, als ein Champion im Ziehen an verschlossenen Türen zu werden, dann beschränken Sie Ihre sportliche Tätigkeit auf Isometrik.

Isotonik. Dabei wird ein Muskel kontrahiert, um eine Reihe von Bewegungen zu erzeugen. Beispiel sind Gymnastik, Gewichtheben, Kegeln. Hierin liegt schon mehr Dynamik als in der isometrischen Übung, doch sind es auch in diesem Fall hauptsächlich die Skelettmuskeln, die trainiert werden, nicht das Herz-Kreislauf-Lungen-System. Auch die Gymnastik bewirkt leider meist keinen genügenden Sauerstoffverbrauch, und wenn es einmal der Fall ist, hält der Bedarf nicht lange genug an, um von irgendwelchem aerobischen Nutzen zu sein.

Hier soll aber, bevor ich mir alle auf die Gymnastik schwörenden Frauen abspenstig mache, eilig hinzugefügt werden, daß Ken und auch ich diese Form der körperlichen Übung sehr schätzen und daß wir selbst Gymnastik treiben, allerdings nur als *Ergänzung* des Bewegungstrainings. Ich wärme mich gewöhnlich damit auf, bevor ich zu meinem täglichen Trablauf starte. Auf die Übungen, die ich dafür wähle, werde ich später noch eingehen. Auf keinen Fall aber kann die Gymnastik als Ersatz für das Bewegungstraining angesehen werden.

Anaerobische Übungen. Jetzt kommen wir den aerobischen Übungen schon näher, wenn auch noch nicht nahe genug. Anaerobik erhöht den Sauerstoffbedarf unseres Körpers bedeutend, aber nicht für einen ge-

nügend langen Zeitraum, um von wirklichem Wert für Herz und Lunge zu sein. Erinnern Sie sich an das Beispiel, wo alles rennt, um einem Kind das Leben zu retten? Das ist eine anaerobische Übung. Ebenfalls dazuzurechnen ist eine Reihe energischer, kurzzeitig ausgeführter gymnastischer Bewegungen, ferner leichtathletische Leistungen wie der Hundertmeterlauf. Aber damit steht es gerade wie mit den Ferien – sie dauern nie lange genug.

Von den Freizeitspielen, der Isometrik, der Isotonik und der Anaerobik unterscheiden sich die aerobischen Übungen darin, daß man in Form einer von mehreren, beliebig zu wählenden Bewegungsarten seinem Organismus im Laufe einiger Wochen die Fähigkeit verleiht, einen längeren Zeitraum hindurch große Mengen Sauerstoff zu verarbeiten.

Die Wahl der aerobischen Übung

Welcherart Ihre Situation auch sein mag – ob Sie Hausfrau, Mutter, berufstätig oder alles zugleich sind; ob Sie in der Stadtmitte, am Stadtrand oder im freien Gelände wohnen; ob im Einfamilienhaus, im Wohnwagen oder im Apartment – das Bewegungstraining wird sich in jeden Lebensstil einordnen lassen. Es ist kostenlos wie die Luft, die wir atmen, und zudem hat es eine solche Variationsbreite, daß im Grunde nichts gegen seine Durchführung spricht.

Sind Sie ans Haus gebunden? Dann wählen Sie eine Zimmerübung wie das Laufen auf der Stelle, das Treppensteigen oder Seilspringen. Beruf von 9 bis 17 Uhr? Gehen Sie zur und von der Arbeitsstelle ganz oder teilweise zu Fuß. Haben Sie auf Babys aufzupassen? Nehmen Sie sie zum Training mit. Wir kennen eine Mutter, die ihr über 30 Pfund schweres Kind auf dem Kindersitz ihres Fahrrades festschnallt. Ist Ihnen das Schwitzen bei der Übung unangenehm? Dann schwimmen Sie eben. Ist es Ihnen peinlich, sich allein auf den Weg zu machen? Laufen Sie mit einer Bekannten. Oder wollen Sie überhaupt ungesehen bleiben? Mrs. Robert Showalter aus Martinsville, Virginia, schuf sich ihre eigene, exklusive Laufpiste im Haus:

In unserem Apartment haben wir auf der einen Seite ein großes Wohnzimmer, auf der anderen drei kleinere Räume, und ich fand, man könne, wenn sämtliche Türen offenstehen, unbehindert durch alle vier Räume laufen. Wir maßen genau die Entfernung, die wir mit einer solchen Runde zurücklegen würden, und rechneten aus, daß

76 Runden eine Meile ergaben. So hatte ich meine Laufstrecke – sicherlich nicht ideal, aber mit dem Vorzug, daß ich beim Training unbeobachtet war und das Baby unter den Augen behielt.

Das Laufen finde ich ausgesprochen anregend. Ich war erstaunt über die unmittelbare Verbesserung meiner körperlichen Konstitution. Jeden Nachmittag, wenn mein neunjähriger Sohn aus der Schule heimkommt, laufen wir eine Meile. Nach dem Abendessen läuft er eine weitere mit seinem Vater (der regelmäßig zu laufen begann, nachdem er einmal mit uns gewettet hatte, er würde die Meile in zehn Minuten laufen, und die Wette verlor). Wir genießen jede Minute des Trainings!

Übungsempfehlungen nach Altersstufe

Ob Sie 70 oder 17 sind, Ihr Alter ist kein Hindernis für das aerobische Üben. Sie werden lediglich verschieden lange Zeit brauchen, um nach dem von Ken für jede Altersstufe gesondert aufgestellten Standard das 24-Punkte-Niveau zu erreichen. Er legte fünf Altersbereiche fest:

    unter 30
    30–39
    40–49
    50–59
    60 und darüber

Wie die Übungstabellen zeigen, liegt der Hauptunterschied bei den Altersstufen darin, daß man sich mehr oder weniger schnell zu der erwünschten Kondition hinaufarbeitet.

Auch Empfehlungen für die in den jeweiligen Altersstufen vertretbaren und ungefährlichen Formen des Bewegungstrainings hat Ken ausgearbeitet.

Unter 30: Nach Belieben, falls keinerlei körperliches Leiden vorliegt.

30–49: Nach Belieben, doch nicht ohne vorherige Konsultation des Hausarztes, falls Sie die Absicht haben, sich den anstrengenderen Übungsformen zu widmen.

50–59: Aufbautraining durch ein Geh-Programm, bevor Sie etwas Anstrengenderes ins Auge fassen; ärztliche Überprüfung, bevor Sie z. B. mit Jogging oder Laufen beginnen.

Über 60: Empfohlen werden Wandern, Schwimmen und das Üben auf

dem Fahrradergometer, wenn nicht Sporttreiben bereits zu den
festen Lebensgewohnheiten gehört. Lassen Sie sich von Ihren bisherigen Erfahrungen und dem Rat des Arztes leiten.

Ärztliche Überprüfung

Unabhängig von Ihrem Alter ist ärztliche Überwachung im Zusammenhang mit Ihrem Übungsprogramm unerläßlich.

Unter 30: Falls Sie sich im Laufe des letzten Jahres ärztlich untersuchen ließen und Ihnen vollkommene Gesundheit bestätigt wurde,
können Sie jederzeit anfangen zu trainieren.

30–39: Aufnahme der Krankengeschichte und ärztliche Überprüfung
sollten nicht mehr als sechs Monate zurückliegen.

40–49: Aufnahme der Krankengeschichte und ärztliche Überprüfung
– dazu die Aufnahme eines EKG im Ruhezustand – müssen innerhalb
der letzten drei Monate stattgefunden haben.

Über 50: Dasselbe wie bei 40–49, doch sollte die Untersuchung unmittelbar vor dem Übungsbeginn vorgenommen werden und ein EKG
während einer Übung einschließen. Ihr Puls muß dabei die bei anstrengenden aerobischen Übungen erreichte Frequenz haben.

Zur Frage des Trainierens im Alter möchte ich noch ein persönliches
Erlebnis erwähnen. Im Jahre 1969 nahm ich an einem »Miles for
Children«-Marathon zugunsten des March of Dimes (»Pfennigparade«)
in San Antonio teil. Die teils gehend, teils laufend zu bewältigende
Strecke betrug 64 Kilometer, und ich hätte das Ziel sicherlich nie erreicht, wenn ich mich nicht angefeuert gefühlt hätte durch meine ständige Begleiterin bei diesem Lauf, eine über 70 Jahre alte Frau.

5. Eine den Frauen unserer Zeit zur Warnung dienende Geschichte

Bis hierher berichtete ich teils über persönliche Erfahrungen mit dem Bewegungstraining als einem Mittel zur Steigerung unserer Selbstachtung, teils habe ich vom ärztlichen Standpunkt aus über seinen Nutzen zu informieren versucht, und dies vor allem im Sinne der Präventivmedizin. Überwiegend habe ich von meinem eigenen Beispiel und dem anderer »durchschnittlicher« Frauen gesprochen, die das Glück haben, relativ frei von Krankheit und von bedrohlichen Krankheitssymptomen zu sein – von Frauen, die niemals wirkliche Furcht um ihre Gesundheit und ihr Wohlbefinden kennenlernten.

Aber zu dieser privilegierten Gruppe zu gehören, bedeutet keine Garantie auf Lebenszeit. Ebenso wie die Männer unseres Landes sind auch die amerikanischen Frauen Welt-Champions in jener erschreckenden Statistik über den Tod durch Herzkrankheiten. Nur ein Beispiel: Gegenwärtig beträgt die Ziffer der Sterbefälle durch Herzgefäßerkrankungen bei den französischen Frauen zwischen 35 und 44 jährlich 3,5 pro 100 000 Einwohner. In den Vereinigten Staaten treten in derselben Altersgruppe, auf dieselbe Bevölkerungseinheit bezogen, 18,5 solcher Fälle im Jahr auf. Das Verhältnis ist also 5:1 zu unseren »Gunsten«.

Für mich sind selbst so bedauerliche Zahlen wie diese zu abseitsliegend und anonym, um mich unmittelbar zu beeindrucken. Ich bin eher durch Einzelfälle zu erschüttern. Haben Sie eine Vorstellung von der physischen und emotionellen Auswirkung einer Herzattacke auf eine junge Frau mit einer jungen Familie? Dies widerfuhr Mrs. Jeffrey Paxton (sie möchte nicht bei ihrem wirklichen Namen genannt werden), die eine von Kens Patientinnen wurde. Ihre Geschichte könnte *jede* Frau nachdenklich stimmen.

Die Paxtons haben drei Kinder. Wirtschaftlich geht es ihnen recht gut, d. h. ihr Einkommen gestattet ihnen ein großes, schön eingerichtetes Heim – Reisen, soviel sie wollen – und alle übrigen materiellen Annehmlichkeiten des Daseins. Mrs. Paxton ist jetzt 42, eine attraktive, schlanke, schmalgebaute Brünette. Bis zu der Zeit, als sie von ihrem Herzleiden »überfallen« wurde, war sie energisch und aktiv. Aber als Ken sie zum erstenmal sah, war sie von Herzkrankheit und Herzneurose wie gelähmt – buchstäblich vor der geringsten Bewegung zurück-

schreckend, aus Angst, ihr Herz zu gefährden, ein Bild von Panik und Passivität.

Ich lasse nun Mrs. Paxtons Bericht in ihren eigenen Worten folgen, wie ich sie aus meinen Notizen entnehme.

– Andere sahen mich niemals als einen entspannten Menschen, schon deshalb, weil ich abends kaum ins Bett finden konnte – ich bin ein Nachttier. Wenn es im Hause endlich still wurde, nahm ich mir lieber ein Buch vor, als daß ich schlafen ging. Und seit dem College hatte ich mir angewöhnt, pro Tag zwei Päckchen Zigaretten zu rauchen. Ausgeglichenheit gehört keinesfalls zu meinen Wesenszügen.

– Meine Eltern leben beide noch, aber beide sind herzkrank. Als ich 21 war, zeigte sich bei mir erstmals etwas, das man »Herzjagen« zu nennen pflegt. Es ist keine eigentliche Herzkrankheit, kann einen jedoch in tödliche Angst versetzen. Es ist ungefähr so, wie wenn man einen Automotor im Leerlauf rasen läßt. Die Beschleunigung kann sehr verschieden lange anhalten – für zehn Minuten oder zum Beispiel die Dauer eines ganzen Tages. Ich habe es alle ein bis zwei Jahre – sehr unangenehm, aber man gewöhnt sich daran.

– Vor meiner Herzattacke habe ich niemals regelmäßig Sport getrieben. Einmal versuchte mein Mann, der gerade die Bücher von Dr. Cooper gelesen hatte, mich für das Bewegungstraining zu interessieren. Ich sagte: »Na hör' mal – wenn du den ganzen Tag im Hause hinter mir herlaufen müßtest, ginge dir die Puste aus. Du bist es, der Übungen nötig hat, nicht ich.« Ich mußte es doch am besten wissen!

– Zur Zeit meiner Attacke wog ich nicht zuviel, hatte keine warnenden Symptome, war noch niemals operiert worden und befand mich auch nicht in den Wechseljahren. Aber die übrigen Faktoren – starkes Rauchen, Hypertonie, keinerlei sportliche Betätigung, die Krankengeschichte meiner Eltern – reichten offensichtlich aus, um den Zusammenbruch herbeizuführen.

– Es passierte im Juli 1970, während eines, wie wir erwarteten, netten kleinen Familienausflugs. Ich fuhr mit meinem Jüngsten los, um Teddy aus einem Zeltlager in Neu-Mexiko abzuholen, und von dort wollten wir weiter nach Canyon de Chelly und zum Grand Canyon. Mein Mann konnte nicht mitkommen, aber er half uns die Route auf der Karte auszusuchen und richtete es so ein, daß wir an den einzelnen Tagen nicht zu weit zu fahren hätten. Schon um die Zeit, als wir Las Vegas, Neu-Mexiko, verließen, hatte ich ein etwas sonderbares Gefühl in der Brust, als wenn ich aufstoßen müßte, aber ich schrieb es der ungewohnten Höhe von über zweitausend Meter zu. Wir fuhren je-

denfalls weiter. Die Kinder waren sehr vergnügt, und ich war es auch – die Reise ließ sich so prächtig an.

– In Canyon de Chelly machten wir vormittags den üblichen Besichtigungsrundgang, und als wir zurückkamen, fühlte ich mich sehr schlecht. In meiner großen Unwissenheit legte ich es als die Folge zu starker Hitze aus, so verkniff ich mir das Mittagessen und nahm nur Tee und ein wenig Salz zu mir. Danach wurde mir besser. Bevor wir zum Grand Canyon weiterfuhren, dachte ich vorübergehend daran, mich von einem Arzt in Gallup untersuchen zu lassen, aber ich ließ den Gedanken wieder fallen.

– Wir nahmen die nördliche Route an der Seite des Canyons hinauf, eine in Windungen verlaufende Strecke, die zum Ende der Welt zu führen schien – von erregender Großartigkeit und vollkommen öde. Ich dachte, wir würden dort nie mehr herauskommen. Von Meile zu Meile wurde mir übler, und um meine »Verdauungsstörung« zu bekämpfen, nahm ich Magentabletten. Nach dem Abendessen fühlte ich mich wieder wohler, und wir gingen früh zu Bett. Am nächsten Morgen besuchten wir ein paar Sehenswürdigkeiten. Es ging mir nicht gerade großartig, doch schien es nicht weiter schlimm. Als wir aber vom Canyon wegfuhren, fingen meine Hände heftig an zu zittern, und ich lenkte den Wagen von der Fahrbahn. Ich wurde mir bewußt, daß ich einer Ohnmacht nahe war.

– Ich sagte den Kindern, sie sollten einen Wagen heranwinken, da ich mich nicht wohl fühlte. Ein Captain hielt, um uns zu helfen. Meine letzte Handbewegung vor der Ankunft im Grand-Canyon-Hospital galt einer Zigarette. Dies war für lange Zeit die letzte, denn ich wurde in ein Sauerstoffzelt gelegt und lag dort die nächsten dreieinhalb Wochen im Bett.

– Im Grand Canyon wurde mein Zustand nicht als Herzattacke diagnostiziert, und so war die Schockreaktion noch etwas aufgeschoben. Man sagte mir, es sei Herzinsuffizienz. Aber als ich wieder nach Hause kam, nannte es der mich dort untersuchende Internist einen Myokardinfarkt; es war das erstemal, daß dieser Ausdruck fiel.

– Ich weiß nicht, was niederschmetternder für mich war, die Erkenntnis, daß ich eine Attacke gehabt hatte, oder der Augenblick, als ich das erstemal wieder unser schönes Schlafzimmer betrat und sah, daß darin ein ungeheurer Sauerstofftank installiert war. Ich schauerte zusammen. »Was zum Teufel soll das hier?« sagte ich zu meinem Mann.

– »Der Arzt hat es angeordnet« – und so mußte ich nun nach jeder Mahlzeit zwanzig oder dreißig Minuten lang Sauerstoff atmen, was ich stets nur unter Murren tat.

– Normalerweise ist meine Haltung nichts weniger als lethargisch, aber nach der Attacke schien es, als könnte ich mich zu nichts mehr aufraffen. »Sehen Sie«, sagte der Arzt, »das ist nicht über Nacht gekommen, Sie werden sich also auch nicht im Handumdrehen wieder erholen. Das kann drei oder vier Jahre dauern.« Nette Aussichten! Man denkt »na ja, wenn es nun mal so ist …«, doch zugleich bäumt sich etwas in einem dagegen auf.

– Jedenfalls sagte ich mir schließlich, daß ich, wenn es sein mußte, genügend Disziplin, Selbstbeherrschung und Geschicklichkeit aufbringen würde, um mein Leben vom Schlafzimmer aus abzuwickeln.

– In erster Linie war Bettruhe verordnet. Und meine bleibende Beschwerde war im Grund nur Müdigkeit. Ich konnte, wie es schien, einfach nicht wieder zu Kräften kommen. Überdies machte es mir Angst, daß ich nicht wußte, wieviel Bewegung ich riskieren durfte. Das ist ein Zustand, in welchem man alles Schädliche zu vermeiden sucht, aber auch begierig ist, wieder in Gang zu kommen. Eine weitere Komplikation – ich bekam einen Hautausschlag, der mit Kortison behandelt wurde, und darauf reagierte ich mit Brustschmerzen, was mir aufs neue Angst machte.

– Im Dezember nach der Attacke nahm ich Verbindung zu Dr. Cooper auf, und wir verabredeten einen Termin. Kein Wunder, daß ihm als erstes meine heftige Verkrampfung auffiel.

– Zunächst gab er mir ein Formular, in das ich meine Krankengeschichte eintragen sollte, dann unterhielten wir uns eine Weile, er nahm eine Blutdruckmessung vor und so fort. Etwas später machte er ein Blutbild, und auch Ohren und Augen wurden untersucht (arterielle Schädigungen können im Auge sichtbar werden).

– Bei diesem ersten Besuch setzte er mir am Brustkorb Elektroden zur Messung meiner Herzfrequenz im Ruhezustand an, was er ein Ruhe-Kardiogramm nennt. Und dann stellte er mich auf eine Tretmühle! Ich dachte, ich kann doch nicht laufen – will man mich umbringen?

– Das ist heute, wie ich hörte, ein in solchen Fällen übliches Verfahren. Die Elektroden bleiben am Körper befestigt und geben ein genaues Bild von der Herzfunktion während des Gehens oder Laufens. Mit anderen Worten, man wird die ganze Zeit mit Hilfe eines hochempfindlichen Instrumentariums überwacht. Meine Leistung war kläglich – in weniger als drei Minuten war ich erschöpft.

– Unter anderem sollte festgestellt werden, ob ich überhaupt imstande war zu trainieren; manche Menschen mit schweren Herzattacken können niemals mehr anstrengende Bewegungen machen. Natürlich hatte ich große Sorge, daß dies auf mich zuträfe.

51

– Es war nicht der Fall. Die Anordnung lautete: »Ganz langsam werden Sie mit der Tretmühle hier auf der Station zu trainieren beginnen.« Langsam ging es in der Tat. Wir brauchten mehrere Wochen, um die Übungszeit von fünf auf zehn Minuten zu steigern, und allmählich wurde die Geschwindigkeit der Tretmühle erhöht. Aber nach etwa sieben Wochen schaffte ich eine Meile (etwa 1,6 km) in 16 Minuten, während das Schneckentempo, das ich am ersten Übungstage entwickelt hatte, einer Gehleistung von anderthalb Meilen *in einer Stunde* entsprach.

– Zu Anfang übte ich ausschließlich in Dr. Coopers Station. Zu Hause und ohne Überwachung irgendwelche Übungen zu machen, war mir verboten. Die Beschränkung galt für einen Monat. Jetzt übe ich fünfmal in der Woche ohne Beisein des Arztes, zu Hause auf einer Tretmühle, oder mit energischen Spaziergängen, wenig langsamer als im Trablauf, in Begleitung meines Mannes.

– Als ich mit dem Training anfing, verrichtete ich, abgesehen von der Frühstückszubereitung, nur ganz leichte Hausarbeit. Für das Abendessen hatte ich eine Köchin. Heute brauche ich eine solche Hilfe nicht mehr. Sogar am Telefon sagen mir die Leute, es klänge ganz anders, wenn ich spräche; auch in meiner Stimme ist anscheinend mehr Energie. Ich fühle mich entschieden wohl, besser als vor der Attacke. Ich glaube nicht, daß ich jemals vollständig entspannt sein werde, aber ich werde jetzt wohl doch leichter mit den Dingen fertig. Ich bin auch bei weitem nicht mehr so verkrampft, einfach, weil ich weniger mutlos bin. Seit einigen Tagen schlafe ich nachts sechs bis sieben Stunden und auch noch etwas am Nachmittag.

– Wenn man dahin gelangt, sich in einem bestimmten Bereich seines Lebens diszipliniert zu verhalten, so überträgt sich dies offensichtlich auch auf andere Dinge. Man wird stolz darauf, sich in die Hand zu bekommen. Zum Beispiel ist man in einer abscheulichen Lage, wenn man mit 42 Jahren erkennt, daß man eigentlich nicht rauchen sollte. Ich wußte, daß ich bereits ohne Zigaretten genug Schwierigkeiten hatte, aber sicherlich hätte ich, wenn es mir nicht gelungen wäre, das körperliche Training als Routine in mein Leben einzubauen, wieder angefangen zu rauchen.

– Dadurch, daß ich etwas gegen die Atrophie meines Herzens und meiner Beinmuskeln tat, habe ich irgendwie auch mein Bewußtsein verändert. Es wurde ganz deutlich, daß sich mein Allgemeinzustand in der Zeit, in der ich mich mit Zigaretten »beruhigte« und den Rest »behandelte«, verschlechterte.

– Ich glaube, man sollte sich darüber klarwerden, daß die heutige Frau

ihre Lebensweise grundlegend verändert. Aus der Art und Weise, wie wir leben, folgt, daß es ihr in Zukunft genau so gehen wird wie den Männern. Wir werden ernten, was wir säen.

6. Über Kleidung, Witterungsverhältnisse und Konditionstests

Von ganzem Herzen hoffe ich, daß Sie gewillt, begierig und in der Lage sind, schon in dieser Minute mit dem aerobischen Konditionstraining zu beginnen, aber es muß noch auf ein paar weitere, sich immer wieder stellende Fragen eingegangen werden, bevor wir uns mit den Tabellen des eigentlichen Übungsprogramms beschäftigen.

Die im folgenden genannten Leiden schließen die Durchführung von Trainingsprogrammen jeder Art weitgehend aus:

- Mittlere bis schwere Herzkranzgefäßerkrankung, die schon bei geringer körperlicher Betätigung Brustschmerzen (Angina pectoris) verursacht.
- In letzter Zeit aufgetretene Herzattacke. Dreimonatige Wartezeit ist unbedingt erforderlich, bevor Sie mit einem regulären Aufbauprogramm beginnen, und auch dann muß jedes Üben ärztlich überwacht werden.
- Schwere Herzklappenfehler, meist eine Folge von rheumatischem Fieber im jugendlichen Alter. Manche Patienten mit diesem Leiden sollten überhaupt nicht trainieren, nicht einmal schnell gehen.
- Gewisse Arten angeborener Herzkrankheiten, besonders diejenigen, bei denen sich während des Übens die Oberfläche des Körpers blau verfärbt.
- Stark vergrößertes Herz als Folge erhöhten Blutdrucks oder anderer Arten fortschreitender Herzkrankheit.
- Schweres unregelmäßiges Herzklopfen, welches medikamentöse Behandlung oder häufige ärztliche Pflege nötig macht.
- Unbeeinflußbare Zuckerkrankheit, bei welcher der Blutzuckerspiegel ständig zwischen zu hohem und zu niedrigem Stand schwankt.
- Nicht zu beseitigender Bluthochdruck – z. B. Werte von 180/110 – trotz Verabreichung von Medikamenten.
- Starke Fettleibigkeit. Wenn Sie entsprechend den Standardtabellen mehr als 30 Pfund Übergewicht haben, müssen Sie zunächst mit Hilfe eines Geh-Übungsprogramms abnehmen, bevor Sie mit anstrengenderen Übungen wie Jogging oder Laufen beginnen.
- Jede infektiöse Erkrankung in akutem Stadium.

Neben den zehn obengenannten, die Trainingsfähigkeit beschränkenden Krankheitsformen stellte Ken eine Liste von weiteren zehn Leiden zusammen, die körperliche Übung nicht ausschließen, aber Vorsicht und ärztliche Überwachung erfordern. Es ist erwiesen, daß das Training – in Art und Ausmaß vom Hausarzt festgelegt – die folgenden gesundheitlichen Störungen zum Besseren wenden kann.

- Jede Infektionskrankheit im rekonvaleszenten oder chronischen Stadium.
- Mit Insulin unter Kontrolle zu haltende Zuckerkrankheit.
- Kürzlich oder früher aufgetretene innere Blutungen (in bestimmten Fällen ist das Trainieren absolut nicht erlaubt).
- Nierenentzündung; chronisch oder akut.
- Anämie; in Behandlung, aber noch nicht geheilt (weniger als 10 g Hämoglobin in 100 g Gesamtblut).
- Lungenleiden, akut oder chronisch, das schon bei geringer körperlicher Anstrengung Atemnot verursacht.
- Bluthochdruck, der durch Medikamente nur bis auf 150/90 reduziert werden kann.
- Gefäßerkrankung der Beine, die Schmerzen beim Gehen verursacht.
- Arthritis im Rücken, in den Beinen, Füßen oder Knöcheln, die eine häufige Behandlung mit Medikamenten zur Verringerung der Schmerzen erfordert.
- Krampfzustände, die mit Medikamenten nicht vollständig beseitigt werden können.

Beachten Sie die Grenzen Ihrer Leistungsfähigkeit

Das oberste Gesetz beim Bewegungstraining ist, niemals über sich selbst – oder über die Tabellen – hinauszugehen. Übereilung hat keinen Zweck und schafft nur Ärger. Suchen Sie Ihr Ziel in kleinen Schritten zu erreichen. Dies ist wichtig – einmal, um das Herz an die neuen Anforderungen zu gewöhnen, zum anderen auch, weil Sehnen und Muskeln sich auf die erhöhte Aktivität einstellen müssen. Nachdem Sie selbst und Ihr Arzt zu der Ansicht gelangt sind, daß nichts gegen den Beginn eines Übungsprogramms nach Ihrer Wahl spricht, können Ihnen ein paar einfache Richtlinien sagen, ob Sie nicht zu rasch vorgehen.

Persönliches Streß-Empfinden. Anzeichen dafür, daß Sie sich überanstrengen, sind: ein Gefühl der Beengung oder Schmerzen in der

Brust, schwere Atemnot, Benommenheit, Schwindelgefühl, Verlust der Kontrolle über die Muskeln, Ohnmacht. Wenn sich irgendeines dieser Symptome bemerkbar macht, so bedeutet dies, daß Sie die Übungen sofort einstellen müssen.

Herzfrequenz. Um festzustellen, ob das Übungstempo für eine Frau in Ihrer Verfassung zu anstrengend ist, überprüfen Sie Ihren »Erholungspuls«. Zählen Sie den Puls fünf Minuten nach Beendigung des Übens. (Falls Sie den Pulsschlag am Handgelenk nicht deutlich genug spüren, um genau zählen zu können, legen Sie die Innenfläche der Hand an die Kehle und zählen Sie dort.) Bedienen Sie sich einer Uhr mit Sekundenzeiger; zählen Sie 10 Sekunden lang und multiplizieren Sie dann mit 6, oder zählen Sie 15 Sekunden lang und multiplizieren Sie mit 4.

Wenn Sie bei diesem Test mehr als 120 Pulsschläge in der Minute feststellen, haben Sie sich überanstrengt. Zehn Minuten nach der Übung kontrollieren Sie noch einmal. Der Puls sollte jetzt unter 100 sein; wenn nicht, müssen Sie ein wenig langsamer trainieren.

Atemfrequenz. Überanstrengt haben Sie sich auch, wenn Sie noch zehn Minuten nach dem Üben kurzatmig sind. Die normale Atemfrequenz im Ruhezustand beträgt 12 bis 16 Atemzüge pro Minute.

Auswahl von Fitness-Tests für Frauen

Daß hier nicht weniger als vier verschiedene Fitness-Tests aufgeführt sind, bedeutet nicht, daß Ken seine Erklärung, sie seien für Frauen nicht notwendig, zurücknähme. Vielmehr möchte er Ihnen, falls Sie einen Test wünschen, mehrere Möglichkeiten zur Wahl stellen. Wir sind sicher, daß viele Frauen genau wissen wollen, welchen Platz sie innerhalb der früher aufgestellten aerobischen Fitness-Kategorien (I = sehr schlecht, II = schlecht, III = mäßig, IV = gut, V = sehr gut) einnehmen. Die Tests sind lediglich als ein Mittel zur Feststellung des Konditionsniveaus gedacht.

Wenn Sie unter 30 sind, sich innerhalb des letzten Jahres ärztlich untersuchen ließen und keine Leiden festgestellt wurden, haben Sie die *Möglichkeit,* jederzeit irgendeinen der Tests durchzuführen. Gehören Sie danach zu Kategorie IV oder V, so können Sie ohne weiteres Ihr Training mit einer 24-Punkte-Leistung (oder mehr) pro Woche beginnen, ohne vorher ein Aufbauprogramm zu durchlaufen. Rangieren Sie unterhalb der Kategorie IV, so führen Sie nach Ihrer Wahl eines der für Ihre Altersklasse angegebenen Aufbauprogramme durch.

Wenn Sie über 30 sind, machen Sie keinen Fitness-Test, ohne vorher die auf S. 54–55 aufgeführten medizinischen Vorsichtsmaßnahmen getroffen *und* eines der Aufbauprogramme durchgeführt zu haben. Erst nach Erfüllung dieser beiden Vorbedingungen *können* Sie einen der Tests durchführen, um das erreichte Konditionsniveau festzustellen. Sind Sie dann unterhalb der Kategorie IV, so führen Sie Ihr Bewegungstraining nach dem im Anhang zu findenden erweiterten Punktesystem fort und bringen Sie Ihre Leistung langsam auf 35–40 Punkte pro Woche. Erinnern Sie sich jedoch daran, daß 24 Punkte in der Woche für ein gutes Fitness-Niveau ausreichend sind, ohne Rücksicht auf die Kategorie, zu der Sie sich nach einem der Fitness-Tests rechnen können.

Beim *Lauftest* können Sie laufen und gehen, und zwar so weit, wie Sie es *bequem* in 12 Minuten schaffen. Sie laufen, bis Sie außer Atem kommen, fallen dann in Schritt und beginnen wieder zu laufen, sobald Ihnen danach zumute ist. Da es aber bei dem Test darum geht, Ihre maximale Leistung festzustellen, müssen Sie natürlich so viel Energie aufwenden, wie Sie vernünftigerweise können. Die zurückgelegte Entfernung können Sie auf zweierlei Weise ermitteln. Entweder Sie benutzen eine auf dem Sportplatz Ihres Wohnorts vorhandene abgesteckte Laufpiste oder Sie markieren sich selbst eine Bahn auf einem Parkweg oder auf einer verkehrsarmen Straße, wobei Sie sich nach dem Kilometerzähler Ihres Autos richten*. Notwendig ist auf jeden Fall eine Uhr mit Sekundenzeiger zur genauen Berechnung der gebrauchten Zeit, und wenn Sie jemanden haben, der die Zeit für Sie abnimmt, so ist das eine große Hilfe. Für das Laufen brauchen Sie keine andere Vorbereitung als ein paar gymnastische Lockerungsübungen (Rumpfrollen, Berühren der Zehen mit den Händen bei durchgedrückten Knien und andere, auf S. 67–68 beschriebene Übungen). Kleiden Sie sich bequem und wählen Sie eine Tageszeit, in der Sie sich ausgeruht und entspannt fühlen.

---

* Die aus der Umrechnung in deutsche Maße resultierenden Kilometer-Bruchzahlen machen ein genaues Markieren der Strecke mittels Auto-Kilometerzähler unmöglich; man kann sich jedoch durch Abschreiten helfen, wenn man zuvor auf einer kürzeren, mit Bandmaß oder Zollstock gemessenen Strecke (z. B. 20 m) seine durchschnittliche Schrittlänge festgestellt hat.

12-Minuten-Lauftest für Frauen
Entfernung (Kilometer), gehend und laufend zurückgelegt in 12 Minuten

Fitness-Kategorie	Alter (Jahre)				
	unter 30	30–39	40–49	50–59	60+
I = sehr schlecht	⟨ 1,52	⟨ 1,36	⟨ 1,20	⟨ 1,04	nicht zu empfehlen
II = schlecht	1,52–1,82	1,36–1,66	1,20–1,50	1,04–1,34	
III = mäßig	1,83–2,14	1,67–1,98	1,51–1,82	1,35–1,66	
IV = gut	2,15–2,62	1,99–2,46	1,83–2,30	1,66–2,14	
V = sehr gut	2,63+	2,47+	2,31+	2,15+	

⟨ bedeutet »weniger als«; + bedeutet »und darüber«

Beim *Schwimmtest* wird so weit geschwommen, wie es in 12 Minuten geht, und zwar in beliebigem Stil, mit Ruhepausen falls nötig, aber grundsätzlich mit größtmöglicher Anstrengung. Am einfachsten ist der Test in einem Schwimmbassin durchzuführen, dessen Ausmaße bekannt sind. Am besten ist es auch hier, wenn Sie jemanden zur Verfügung haben, der Ihre Runden zählt und die Zeit anhand einer Uhr mit Sekundenzeiger überwacht.

12-Minuten-Schwimmtest für Frauen
Entfernung (Meter), geschwommen in 12 Minuten

Fitness-Kategorie	Alter (Jahre)				
	unter 30	30–39	40–49	50–59	60+
I = sehr schlecht	⟨ 300	⟨ 250	⟨ 200	⟨ 150	⟨ 150
II = schlecht	300–399	250–349	200–299	150–249	150–199
III = mäßig	400–499	350–449	300–399	250–349	200–299
IV = gut	500–599	450–549	400–499	350–449	300–399
V = sehr gut	600+	550+	500+	450+	400+

⟨ bedeutet »weniger als«; + bedeutet »und darüber«

Der *Radfahrtest*, wobei so weit gefahren wird, wie man es in 12 Minuten schafft, kann überall durchgeführt werden, wo anzunehmen ist, daß man nicht durch den Straßenverkehr aufgehalten wird und wo Steigung und Gefälle sich die Waage halten. Das Fahrrad sollte nicht mehr als drei Gänge haben, und wenn es mit einem Kilometerzähler ausgestattet ist, braucht man die Entfernung nicht mit anderen Mitteln (z. B. durch Abfahren der Strecke mit dem Auto) zu messen.

12-Minuten-Radfahrtest für Frauen (3 oder weniger Gänge)
Entfernung (Kilometer), zurückgelegt in 12 Minuten

Fitness-Kategorie	Alter (Jahre)				
	unter 30	30–39	40–49	50–59	60+
I = sehr schlecht	⟨ 2,40	⟨ 2,00	⟨ 1,60	⟨ 1,20	⟨ 1,20
II = schlecht	2,40–3,98	2,00–3,58	1,60–3,18	1,20–2,38	1,20–1,98
III = mäßig	3,99–5,58	3,59–5,18	3,19–4,78	2,39–3,98	1,99–3,18
IV = gut	5,59–7,18	5,19–6,78	4,79–6,38	3,99–5,58	3,19–4,78
V = sehr gut	7,2+	6,8+	6,4+	5,6+	4,8+

⟨ bedeutet »weniger als«; + bedeutet »und darüber«

Der *Geh-Test,* 4,8 km in der geringstmöglichen Zeit, ohne zu laufen, kann auf einer Laufpiste oder jeder beliebigen abgesteckten Strecke vorgenommen werden. Wie beim Laufen führen Sie den Test in ausgeruhtem Zustand und in bequemer Kleidung durch.

4,8-Kilometer-Geh-Test (kein Laufschritt!) für Frauen
Die für das Gehen von 4,8 km gebrauchte Zeit (Minuten)

Fitness-Kategorie	Alter (Jahre)				
	unter 30	30–39	40–49	50–59	60+
I = sehr schlecht	⟨ 48:00	⟨ 51:00	⟨ 54:00	⟨ 57:00	⟨ 63:00
II = schlecht	48:00–44:01	51:00–46:31	54:00–49:01	57:00–52:01	63:00–57:01
III = mäßig	44:00–40:31	46:30–42:01	49:00–44:01	52:00–47:01	57:00–51:01
IV = gut	40:30–36:00	42:00–37:30	44:00–39:00	47:00–42:00	51:00–45:00
V = sehr gut	⟨ 36:00	⟨ 37:30	⟨ 39:00	⟨ 42:00	⟨ 45:00

⟨ bedeutet »weniger als«; + bedeutet »und darüber«

Körpergröße, Höhenlage

Über diese beiden Bedingungen werden im Zusammenhang mit dem Bewegungstraining ziemlich häufig Fragen gestellt. Mrs. Violet Bates aus Loma Linda in Kalifornien schrieb uns: »Zu dritt haben wir mit dem aerobischen Geh-Trainingsprogramm angefangen. Wie verhält es sich aber mit dem Einfluß der Körpergröße auf das Tempo? Eine der Frauen ist nur 1,52 m groß, die zweite 1,58 m und die dritte 1,79 m. Die größte schafft eine Meile in 12 Minuten, anscheinend ohne sich mehr anzustrengen als die kleineren bei einer Zeit von 14 bzw. 15 Mi-

nuten. Haben Sie feststellen können, ob dies mit der Schrittlänge zusammenhängt?«

Ken bejaht dies. Interessanterweise ist die Körpergröße aber nur für das Geh-Training von Bedeutung. Beim Laufen, Seilspringen, Treppensteigen, Radfahren, Schwimmen usw. sind die kleineren Frauen nicht im Nachteil. Und dies sind Kens Ausgleichsregeln für Frauen von kleinem Wuchs, die ein Geh-Trainingsprogramm beginnen wollen:

Wenn zwei gleichaltrige Frauen derselben Fitness-Kategorie trainieren, von denen die eine unter, die andere über 1,58 m groß ist, dann bekommt die kleinere 2 Punkte für das Zurücklegen von 1,6 km in 16 Minuten, während die größere, um 2 Punkte zu bekommen, dieselbe Strecke in 14^1/$_2$ Minuten zurücklegen muß. Auf allen Tabellen der Geh-Trainingsprogramme können für Frauen unter 1,58 m diese 1^1/$_2$ Minuten von den Zeitzielen abgezogen werden.

Ein anderer Berücksichtigung verdienender Faktor ist die Höhe über dem Meeresspiegel, in welcher man sein Training durchführt. Zwar leben nicht viele Leute in so ausgefallenen atmosphärischen Verhältnissen wie Mrs. Quentin Nordyke und ihr Gatte, amerikanische Missionare, die in der peruanischen Ortschaft Juli am Ufer des Titicacasees, in fast 4000 m Höhe, ihren Dienst tun. Aber außer den Nordykes haben noch viele andere an Ken die Frage gerichtet, ob die Höhe einen Unterschied in den Zeitzielen der Übungstabellen bedeute. Tatsächlich können zum Ausgleich der zusätzlichen Anstrengung in der dünneren Luft bei 1500 m und darüber etwas längere Zeiten berechnet werden. Beispielsweise werden für Jogging in einer Höhe von 1500 m pro 1,6 km zu den Zeitzielen 30 Sekunden hinzugefügt; bei 2400 m sind es 60 Sekunden, bei 3600 m 90 Sekunden. Eine detaillierte Tabelle hierzu, bezogen auf Übungen und den Ausgleich beim 12-Minuten-Test in Hochgebirgslagen, finden Sie im Anhang, S. 166.

Witterungsverhältnisse

Auch nicht das miserabelste Wetter würde meinen Mann, wie ich schon zu Anfang unserer Ehe erkannte, vom Laufen abhalten, und sollte er sich die Nase erfrieren. Was aber die Untersuchung der Bedingungen betrifft, unter denen andere Leute im Freien trainieren dürfen, nimmt er es wissenschaftlich genau.

Sehen wir, vorläufig wenigstens, von den Möglichkeiten des Trainings im Innenraum ab, etwa mit dem Fahrradergometer oder der Tretmühle, in Form von Treppensteigen, Seilspringen und Laufen auf der

Stelle – hierzu gehören auch das Laufen in der Sporthalle und das Schwimmen im Hallenbad –, wie verhält es sich mit dem Training im Freien bei überdurchschnittlicher Hitze oder Kälte?

Das klassische Übungswetter haben wir bei Temperaturen zwischen +5 und +30° C, einer Luftfeuchtigkeit von weniger als 60 Prozent und einer Windgeschwindigkeit unter 24 km/h. Dies ist das Ideal, doch liegt der Fall in der Praxis ja oft anders.

Die wichtigste und ohne weiteres einleuchtende Regel ist, sich nicht zu übernehmen – nicht bis zur völligen Erschöpfung zu trainieren, vor allem, wenn man gerade erst mit einem Aufbauprogramm begonnen hat. Bei hochsommerlichem Wetter oder in tropischen bis subtropischen Klimaten empfiehlt es sich, die Übungen in den relativ kühlen Stunden der Morgen- oder Abenddämmerung durchzuführen. Vergessen Sie auch nicht, die beim Schwitzen verlorene Flüssigkeit durch reichliches Trinken zu ersetzen, und kleiden Sie sich möglichst bequem, d. h. mit leichten, nicht beengenden Sachen, soweit sie in Ihrer Nachbarschaft nur irgend für dezent gehalten werden. Von jeder anstrengenden Übung rät Ken ab, wenn die Quecksilbersäule auf 35° C gestiegen ist und die Feuchtigkeit dabei über 80 Prozent beträgt.

Für das Training bei niedriger Temperatur, und vor allem bei sehr kaltem Wind, sollte man hinsichtlich der Kleidung besondere Vorsorge treffen. Machen Sie aber nicht den Fehler, zuviel anzuziehen, da Sie dann übermäßig schwitzen würden – tragen Sie nur eben genug, um sich warm zu halten. Größer, als man denkt, ist der Wärmeverlust im Bereich des Kopfes, deshalb setzen Sie eine Mütze auf, die über die Ohren gezogen werden kann, oder legen Sie sich einen Schal um. Einen guten Schutz bietet die Kapuze des Anoraks. Bei strenger Kälte empfiehlt es sich, falls man etwas empfindlicher ist, eine gestrickte Gesichtsmaske anzulegen, wie sie die Skifahrer tragen; wenigstens sollte man sich dann aber ein Halstuch locker über Mund und Nase binden, damit sich die warme Atemluft dahinter fängt. Nach der Übung ist es zur Vermeidung von Erkältungen wichtig, sich *langsam* abzukühlen.

Allgemein läßt sich sagen, daß kaltes, auch frostiges Wetter für Trainierende weniger Gefahren mit sich bringt als warmes und daß es uns, die genannten einfachen Vorkehrungen vorausgesetzt, nicht an der Ausübung des Sports zu hindern braucht.

In den letzten Jahren hat in unserem Lande leider eine Veränderung der atmosphärischen Verhältnisse stattgefunden, die berücksichtigt zu werden verdient, da ein beträchtlicher Teil der Bevölkerung von ihr betroffen ist. Mrs. Adryan Charnow aus Los Angeles hat sich unter vielen anderen deswegen mit einer Frage an uns gewandt.

»Mein Mann und ich«, schreibt sie, »haben mit dem Bewegungstraining begonnen. Ein Teil des Gebietes, in dem wir laufen, hat nun einmal starken Straßenverkehr, und was uns besonders daran ärgert, ist die Abgasentwicklung. In unserer Stadt ist dies wirklich ein Problem, und obwohl wir in den frühen Morgenstunden laufen, habe ich das Gefühl, als könnte das Atmen in all diesem Ruß und Schmutz auf irgendeine Weise schädlich sein. Wissen Sie Näheres darüber?«

Ken antwortete: »Soviel mir bekannt ist, ergibt sich keine Gefahr aus dem Trainieren in Smog-Gebieten, und ich habe auch noch nicht von Untersuchungen gehört, in denen eine nachteilige Wirkung auf die sportliche Leistung nachgewiesen wurde, obwohl der Smog in gewissem Maße Lungenreizungen und Husten verursachen kann. Ich glaube jedenfalls, es ist im Smog immer noch besser, zu trainieren und zu atmen, als herumzusitzen und vor lauter Angst, sich unter solchen Verhältnissen anzustrengen, den Organismus verkümmern zu lassen.«

Moden für das Bewegungstraining

Es ist keine Übertreibung, im Zusammenhang mit der Trainingskleidung von »Mode« zu sprechen. Heute ist wohl für jeden Sport, vom Segeln bis zum Motorschlittenfahren, eine passende Garderobe zu haben, und darin macht das Bewegungstraining keine Ausnahme. Was man zur Zeit an Lauf- und Trainingsanzügen herstellt – zweiteilige, aufeinander abgestimmte Garnituren, bestehend aus Jackett oder Pullover und langer Hose mit seitlichem Reißverschluß am Unterschenkel –, ist genau so stilbewußt und farbenfreudig wie die Skimoden.

Sich »entsprechend« anzuziehen, mag dem Selbstgefühl beim Training förderlich sein, aber notwendig ist es nicht, irgend etwas speziell für diesen Zweck anzuschaffen. Ich selbst lege keinen Wert darauf, beim Laufen gut auszusehen. Die Tageszeit, in der ich trainiere, ist für mich nicht die der höchsten Glanzentfaltung. Es ist eine Zeit, die mir ganz allein gehört – als ginge ich in den Schönheitssalon; wenn ich dort, das Haar auf Röllchen gezogen, unter der Trockenhaube sitze, bin ich natürlich nicht zum Anbeißen, aber ich weiß, daß ich danach wieder vorteilhafter aussehen werde als zuvor.

Für das Training ist mir jede weite und locker sitzende Kleidung recht. Ich habe dann gewöhnlich ein weites Hemd und bequeme Bermudas an, und wenn ich vom Laufen heimkomme, fühle ich mich ganz dünn in diesem an mir herabhängenden Zeug.

Das einzige, wobei am Geld nicht gespart werden sollte, sind gute Schuhe zum Wandern, Jogging und Laufen (auch für das Laufen auf der Stelle). Geeignete Fußbekleidung ist ein wesentlicher Faktor zur Vermeidung von Beschwerden an Knöcheln, Füßen und Beinen. Auf einem Marsch von einer Meile muten Sie den 26 Knöchlein jedes Ihrer Füße zu, mindestens zweitausendmal das volle Gewicht Ihres Körpers aufzufangen. Das ist eine enorme Belastung!

Beim Kauf von Laufschuhen ist vor allem zu beachten, daß der Spann gestützt ist, ferner, daß sie elastische Einlagen, geriffelte Sohlen und weiche Absätze zur Schonung der Achillessehne haben. Lassen Sie sich im Sportgeschäft bei Ihrer Wahl beraten. Mit dem Tragen von Socken hat jeder seine persönliche Erfahrung. Ich trage keine, im Gegensatz zu Ken. Solche aus Baumwolle absorbieren am besten den Schweiß; Nylon ist weniger saugfähig, bietet aber einen besseren Reibungsschutz.

Allgemein gilt also für die Trainingskleidung, daß sie nicht zu eng sein darf, weil man sich sonst darin unbehaglich fühlen würde und die Atmung behindert wäre. Büstenhalter und Hosenbund sollen nicht zu fest anliegen; Gürtel, Korsetts oder ringförmige Strumpfbänder sind für das Training gänzlich ungeeignet. Ob Sie mit Perücke, künstlichen Wimpern und sonstigen »Extras« zum Sport antreten wollen, muß Ihrem Gutdünken überlassen bleiben!

7. Bevor es wirklich losgeht

Sind Sie nun, nachdem Sie Ihren Hausarzt konsultiert, die Wetteraussichten geprüft und die geeignete Kleidung zur Hand haben, fertig für das Bewegungstraining? Beinahe – aber nicht ganz. Wenn Sie mit der Durchführung eines Trainingsprogramms beginnen, kann dies der wichtigste Schritt Ihres Lebens sein, und ich möchte gern alles tun, um das Gelingen so zu sichern, wie es nach menschlichem Ermessen möglich ist.

Angenommen, Sie haben gute Gründe gefunden, dem Bewegungstraining einen festen Platz in Ihrem Leben einzuräumen, dann sollten Sie sich vornehmen, auch Freude daran zu haben – und dabeizubleiben. Keineswegs möchte ich behaupten, eine neue Gewohnheit für immer in seinen Alltag einzuführen, sei ein Kinderspiel. Wie beim Diäthalten kann die Kluft zwischen unserer derzeitigen Lebensweise und der, die wir von uns fordern, unüberbrückbar scheinen. Aber es gibt ein paar psychologische Tricks, mit denen man sich über den schwierigen Anfang helfen kann.

Nehmen Sie »Antreiber« in Dienst. Ich habe Verständnis für Frauen mit wenig Willenskraft, weil es mir selbst daran mangelt. Ich brauche ständige Anfeuerung (nicht schwer zu bekommen, wenn man mit einem Ken Cooper verheiratet ist). Sich mit jemandem über das begonnene Übungsprogramm zu unterhalten, seine Gedanken darüber mit ihm zu teilen, ist dem Unternehmen zweifellos förderlich. Sagen Sie Ihrer Familie, Ihren Freunden, was Sie sich vorgenommen haben. Sobald die anderen sich dafür zu interessieren beginnen, werden sie Ihnen gut zureden – und sei es ironisch!

Versuchen Sie es im Team. Viele Frauen entschließen sich erst dann zum vollen Einsatz, wenn sie paarweise oder im Club-Verband üben. Aus unserer Nachbarschaft ist mir eine Gruppe von Frauen bekannt, die sich zwanglos zum Laufen zusammenzufinden pflegt, nachdem die Kinder zur Schule geschickt sind und bevor die Tagespflichten begonnen haben. Diese Frauen finden nichts dabei, den Frühstücksabwasch und das Bettenmachen zugunsten ihres Trainings aufzuschieben, weil sie danach, wie sie erklären, die Hausarbeit mit viel mehr Freude anpacken.

Denken Sie auch an die wirtschaftliche Seite der Sache. Das Trainieren kostet Sie keinen Pfennig. Stellen Sie sich andererseits vor, um wieviel weniger Krankenhauskosten zu zahlen wären, wenn mehr Leute diese

Art präventiver Medizin übten. Der Anblick der Rechnung für einen Tag Krankenhausaufenthalt ist mir schon Anlaß genug, hinauszugehen und zu laufen.

Setzen Sie sich Belohnungen aus. Wer jemals diät gelebt hat, weiß, welche Schliche man anwendet, um durchzuhalten – das Aufsparen der Kalorien einer Tagesration für das große Festessen am nächsten Tag und so fort. Derartige Tricks habe ich auch für meine Übungen bereit. »Wenn du heute läufst«, sage ich mir, »bekommst du am Nachmittag zum Kaffee ein paar Stück Kuchen mehr.« Man darf mir glauben, daß ich schrecklich gern esse und mir diese Kuchen sehnlichst wünsche, aber ich bin bereit, darauf zu verzichten, wenn ich sie mir nicht verdiene. Ich lehne es ab, mich für eine Arbeit zu belohnen, die ich nicht tue.

Seien Sie realistisch. Machen Sie nicht den Fehler, sich ein unerreichbares Ziel zu setzen. Sie sollen ja keine Leistungen wie Esther Williams oder Wilma Rudolph vollbringen. Sie brauchen nur 20 oder 30 Minuten am Tage zu üben. Ken hat alle Übungsprogramme für ein vernünftiges, bequemes Fortschreiten berechnet, so daß man sich nicht übernehmen muß, um dann vielleicht entmutigt zu sein. Versteifen Sie sich nicht auf die am Ende der Aufbauprogramme genannten Zeitziele. Machen Sie nur Tag für Tag Ihre Übungen, und schon sehr bald werden Sie – wie ich – entdecken, daß Ihnen tatsächlich etwas fehlt, wenn Sie einmal einen Tag überspringen müssen.

Gleichviel, mit welchen geistigen Mitteln Sie sich in Ihrem Vorhaben stützen, reservieren Sie sich ein für allemal die für Sie geeignetste Stunde des Tages als Übungszeit und lassen Sie sich von dieser Zeit unter keinen Umständen abbringen. Jeden Tag zur selben Stunde zu üben ist ein weiteres Mittel, sich die Einhaltung der einmal gewählten Verpflichtung zu erleichtern.

Die Wahl des Zeitpunkts

Setzen Sie die Stunde des Trainings ganz nach Belieben fest. Denken Sie nur daran, daß man wenigstens zwei Stunden nach einer Mahlzeit anstrengende Bewegungen vermeiden soll. Für Frauen, die gewöhnt sind, morgens als erstes etwas Kräftiges zu sich zu nehmen und nicht gern nüchtern trainieren möchten, empfiehlt Ken ein Glas Orangensaft, mit dem man »dem Hunger ein Schnippchen schlagen« und sich rasch mit Energie versorgen kann. Fangen Sie erst 10 bis 15 Minuten nach dem Trinken an zu üben.

Falls Sie nicht ausgesprochene Frühaufsteherin sind, dürfte die Mitte des Vormittags oder die Zeit kurz vor dem Mittagessen am besten für Ihr Training geeignet sein. Übrigens vermindert energisches Üben vor dem Essen den Appetit. Immer wieder muß ich die Übungsprogramme mit den Abmagerungskuren vergleichen, weil sie sich in der Art und Weise, wie man sich erziehen und sich einen Plan zurechtlegen muß, so sehr ähnlich sind. Natürlich verliert man mit dem Abnehmen des Umfangs auch an Gewicht. Vielen Leuten, die zum Beispiel in der Mittagszeit trainieren, macht es gar keine Schwierigkeit, die Mittagsmahlzeit zu überspringen oder sich mit einem vitaminisierten Diättrank zu begnügen.

Auch werden Sie erleben, daß Sie mehr zu leichter Kost neigen, wenn Sie vor dem Essen trainieren. Bereits erwähnt habe ich die wohltuende Wirkung des Übens am späten Nachmittag bei Ulkus-Patienten, überhaupt bei nervösen Menschen.

Weniger günstig ist die Zeit kurz vor dem Schlafengehen, man ist dann noch zu sehr angeregt, wenn man das Licht ausdreht – oder schläft schon, bevor der Kopf auf dem Kissen liegt. Deshalb ist es besser, die Übungszeit etwa eine Stunde früher anzusetzen, damit man sich von der körperlichen Anstrengung vor dem Schlaf noch erholen kann.

Das Trainingsprogramm nicht unterbrechen

Wenn ich als Gastrednerin in Zusammenkünften spreche, sage ich den Frauen jedesmal das eine: Körperliche Fitness kann man nicht aufspeichern; es gibt da einfach keinen »Hinterlegungsplan«. Das Bewegungstraining hat nur Sinn, wenn man es an mehreren Tagen der Woche hintereinander oder wenigstens jeden zweiten Tag ausübt.

Nur gelegentlich zu trainieren, ist für die Entwicklung aerobischer Leistungsfähigkeit vollkommen wertlos. Es kann sogar schädlich sein. Wenn man einen Lichtschalter oft hintereinander an- und ausdreht, wird dies die Lebensdauer der Birne meist eher erschöpfen, als wenn man sie brennen läßt. Auch das ständige Aufhören und Wiederanfangen mit dem Training ist kein geeigneter Weg, die Ausdauer zu erhöhen.

Um es deutlich zu sagen: Bleiben Sie Ihrem Übungsprogramm treu oder lassen Sie es ganz sein. Ich habe mir selbst schon alle möglichen Gründe dafür vorgeführt, daß ich keine Zeit zum Trainieren fände, aber keiner von ihnen ist stichhaltig außer Krankheit, Impfung (mit

24stündiger Bettruhe), äußerster Erschöpfung, extremen Temperaturen oder Witterungsverhältnissen und Schwangerschaft.

Wenn man wirklich einmal dringend verreisen muß oder krank wird oder aus irgendeinem anderen Grunde sein Übungsprogramm für mehr als ein paar Tage unterbrechen muß, so ist die verlorene Zeit in Anschlag zu bringen. In gewissem Maße wird dann die aerobische Leistungsfähigkeit abgesunken sein – individuell verschieden stark, aber jedenfalls desto mehr, je älter man ist – und dies wird, beim Neuanfang, zu berücksichtigen sein. Widerstehen Sie also in solchem Falle der Versuchung, den Verlust durch energischeres Üben wieder aufzuholen, und gehen Sie auf der Tabelle lieber um eine Woche zurück. Zur erneuten Kontrolle darüber, ob Sie sich nicht zuviel zumuten, lesen Sie auf den Seiten 68–69 noch einmal die Hinweise auf das persönliche Streß-Empfinden und die Herz- und Atemfrequenzen nach den Übungen.

Aufwärmen vor dem Training

Gewiß würden Sie im Winter mit Ihrem Wagen nicht losfahren, bevor sich der Motor ein wenig warmgelaufen hat, nicht wahr? Ihre Muskeln und Sehnen sollten vor jedem Training ähnlich vorbereitet werden. Gewöhnlich erwärme ich mich vor dem Laufen mit einem langsamen Trab, und seit einiger Zeit mache ich morgens, noch im Pyjama, Lockerungsübungen nach der Anleitung des Fernsehens. Dann laufe ich meine Runden.

Bewegungstraining mit Gymnastik

Gymnastische Übungen sind, wie wir im 4. Kapitel sahen, recht gut als Ergänzung des Bewegungstrainings, aber durchaus kein Ersatz dafür. Wenn sie auch nicht zur Verbesserung des Herz-Kreislauf-Systems beitragen, sind sie doch zur Erwärmung vor anstrengender Leistung entschieden wertvoll.

Ken empfiehlt, vor dem Training jede der folgenden fünf gymnastischen Übungen (die auch von den weiblichen Angehörigen des US Marine Corps angewandt werden) *zwanzigmal* hintereinander durchzuführen:

1. Rumpfrollen: Mit gegrätschten Beinen aufrechtstehend, drehen Sie den Oberkörper abwechselnd links und rechts herum, wobei möglichst die Hüfte den Drehpunkt bilden soll.

2. Zehen-Berühren: Bei dichtgeschlossenen Beinen beugen Sie sich in der Hüfte und versuchen, mit ausgestreckten Armen die Zehen zu berühren. Falls Sie bei durchgedrückten Knien nicht ganz hinunterreichen, knicken Sie die Knie leicht ein.

3. Beinheben in Seitenlage: Auf der Seite liegend, heben Sie das gestreckte Bein mit Drehpunkt in der Hüfte und senken es wieder. Wiederholen Sie dies etwa zehnmal, dann drehen Sie sich auf die andere Seite und heben und senken zehnmal das andere Bein.

4. Aufrichteübungen: Legen Sie sich, die Knie etwas angezogen, auf den Rücken. Richten Sie sich, ohne die Arme zu Hilfe zu nehmen, mit dem Rumpf auf, dann legen Sie sich *langsam* wieder zurück. Begnügen Sie sich für den Anfang mit zehn Wiederholungen. (Üblicherweise werden bei Aufrichteübungen die Beine gestreckt auf dem Boden gelassen Sie die Ellbogen nicht einknicken. Bleiben Sie mehrere Sekunden und des Rückens zu Schmerzen und sogar zu Verletzungen führen kann. Es ist viel günstiger, die Knie leicht gebeugt zu halten.)

5. Seitliches Beugen: Mit gegrätschten Beinen aufrechtstehend, strekken Sie die Arme über den Kopf und drücken die Hände mit den Fingerspitzen gegeneinander. Beugen Sie sich in der Hüfte langsam – und soweit wie möglich – seitwärts. Halten Sie die Arme gerade und lassen Sie die Ellbogen nicht einknicken. Bleiben Sie mehrere Sekunden in dieser Lage. Dann richten Sie sich auf, beugen sich ebenso zur anderen Seite und bleiben wiederum ein paar Sekunden in der gebeugten Haltung.

Abkühlung

Ebenso wichtig wie die vorhergehende Erwärmung ist nach dem Training ein allmählicher Übergang zur körperlichen Ruhe. Ich schlendere meist noch fünf Minuten durch den Garten und benutze die Gelegenheit, hie und da etwas Unkraut auszuziehen. Es gibt da die verschiedensten Möglichkeiten, widerstehen Sie aber auf jeden Fall dem Drang, sich sofort nach der Übung zum Ausruhen hinzulegen! Wenn Sie dies außer acht lassen, riskieren Sie einen Schwindelanfall und sogar eine Ohnmacht. Vermeiden Sie insbesondere, nach dem Üben in kalter Luft sofort ins Warme zu gehen oder umgekehrt; auch dies führt manchmal zu Ohnmachtsanfällen. Vor allem nach einem Dauerlauf setzen Sie sich nicht sogleich hin, sondern bleiben Sie noch für kurze Zeit in Bewegung. Beim Laufen sammelt sich Blut in den Beinen an, und wenn Sie ihm nicht Zeit lassen, in ausreichender Menge zum

Herzen und ins Gehirn zurückzukehren, kann Ihnen schwarz vor Augen werden.

Sobald Sie sich abgekühlt haben, werden Sie vielleicht das Bedürfnis verspüren, sich mit ein wenig (kalorienarmem) Obst oder eisgekühltem Tee zu erfrischen. Und danach, verehrte Damen, werden Sie sich jedenfalls gekräftigt, moralisch gehoben und siegreich fühlen.

Der Sündenfall

Unrealistisch wäre es, nicht wahrhaben zu wollen, daß wir alle, was das Training betrifft, bisweilen die Neigung verspüren, unseren guten Vorsätzen untreu zu werden. Mir geht es so. Immer wieder habe ich »triftige« Gründe für die Unterbrechung der Übungen bereit, besonders, wenn ich mit Ken auf seinen Vortragsreisen unterwegs bin (also gerade dann, wenn wir laufend an irgendwelchen Festessen teilnehmen müssen).

Wenn Sie wirklich einmal aufhören, machen Sie es bitte nicht zu einem Dauerzustand. Verlieren Sie dann nicht gleich den Mut. Rufen Sie Ihrem Übungsprogramm kein melodramatisches »Fahr wohl auf ewig« zu.

Seien Sie ruhig etwas menschlich, vergeben Sie sich und fangen Sie wieder an. Ja – Sie sollten *jetzt* umblättern und anfangen, gleichviel ob es Ihr erster Beginn ist oder der vierzigste.

8. Tabellen
zum Bewegungstraining für Frauen

1. Bevor Sie mit der Durchführung der folgenden altersangepaßten, aufbauenden Übungsprogramme beginnen, lesen Sie bitte noch einmal sorgfältig das 4., 6. und 7. Kapitel durch.

2. Treffen Sie jede der dort angeführten medizinischen Vorsichtsmaßnahmen und wählen Sie eines der für Ihre Altersklasse zusammengestellten Übungsprogramme aus.

Ihr Alter:	Ihre Übungsprogramme: auf den Seiten:
unter 30	70–72
30–39	73–76
40–49	76–79
50–59	80–84
60 und darüber	85–87

3. Wenn Sie das Aufbauprogramm zu Ende geführt haben, dann halten Sie sich weiterhin an mindestens 24 Leistungspunkte pro Woche – entweder mit Hilfe derselben Übungsart, mit der Sie sich in Kondition brachten, oder durch eine Kombination verschiedenartiger Übungen mit den entsprechenden Punktwerten.

Aufbauprogramm für Altersstufe (unter 30)
– Laufen –

Woche	Entfernung (km)	Zeitziel (Minuten)	Übungstage pro Woche	Punkte pro Woche
1.	1,6	17:00	5	5
2.	1,6	15:00	5	5
3.	2,4	23:00	5	7½
4.	2,4	21:00	5	15
5.	1,6	10:30	5	15
6.	2,4	19:00	5	15
7.	2,4	18:00	5	15
8.	3,2	24:00	5	20
9.	2,4	14:30	4	24
10.	2,4	13:30	4	24

Anm.: In den ersten 4 Wochen nur im Schritt gehen!

Aufbauprogramm für Altersstufe (unter 30)
– Gehen –

Woche	Entfernung (km)	Zeitziel (Minuten)	Übungstage pro Woche	Punkte pro Woche
1.	1,6	18:00	5	5
2.	1,6	16:00	5	5
3.	2,4	25:00	5	$7^1/2$
4.	2,4	23:00	5	$7^1/2$
5.	1,6	13:45	5	10
6.	3,2	29:30	5	10
7.	2,4	21:30	5	15
8.	3,2	28:30	5	20
9.	3,2	27:30	5	20
10.	4,0	35:00	5	25

Aufbauprogramm für Altersstufe (unter 30)
– Seilspringen –

Woche	Dauer (Minuten)	Übungstage pro Woche	Punkte pro Woche
1.	2:30	5	–
2.	5:00	5	$7^1/2$
3.	5:00	5	$7^1/2$
4.	7:30	5	$11^1/4$
5.	7:30	5	$11^1/4$
6.	10:00	5	15
7.	12:30	5	$18^3/4$
8.	14:00	5	$21^2/3$
9.	15:00	5	$22^1/2$
10.	16:00	5	$26^1/4$

Anm.: Springen Sie mit beiden Füßen zugleich oder abwechselnd mit dem einen und dem anderen Fuß, 70–80mal pro Minute.

Aufbauprogramm für Altersstufe (unter 30)
– Treppensteigen –

Woche	Runden (durchschnittl. Zahl pro Min.)	Dauer (Minuten)	Übungstage pro Woche	Punkte pro Woche
1.	5	2:00	5	–
2.	5	4:00	5	–
3.	6	6:30	5	$7^1/2$
4.	6	7:30	5	$8^3/4$
5.	6	9:45	5	11
6.	7	9:00	5	15
7.	7	10:30	5	$17^1/2$
8.	7	12:00	5	20
9.	8	10:00	5	22
10.	8	11:00	5	25

Anm.: Die Werte sind bezogen auf 10 Stufen zu je 15–18 cm Höhe, bei einem Neigungswinkel von 25–30 Grad. Es wird empfohlen, sich beim Üben am Geländer zu halten.

Aufbauprogramm für Altersstufe (unter 30)
– Schwimmen –

Woche	Entfernung (m)	Zeitziel (Minuten)	Übungstage pro Woche	Punkte pro Woche
1.	100	3:00	5	–
2.	150	3:45	5	
3.	200	5:00	5	7$^1/_2$
4.	200	4:30	5	7$^1/_2$
5.	250	5:30	5	10
6.	300	7:00	5	12$^1/_2$
7.	400	8:30	5	17$^1/_2$
8.	500	11:00	5	20
9.	550	12:00	5	22$^1/_2$
10.	600	13:00	5	25

Aufbauprogramm für Altersstufe (unter 30)
– Radfahren –

Woche	Entfernung (km)	Zeitziel (Minuten)	Übungstage pro Woche	Punkte pro Woche
1.	3,2	12:30	5	–
2.	3,2	11:00	5	5
3.	3,2	9:45	5	5
4.	4,8	16:00	5	7$^1/_2$
5.	4,8	14:30	5	7$^1/_2$
6.	6,4	20:00	5	10
7.	8,0	25:00	5	12$^1/_2$
8.	9,6	30:00	5	15
9.	11,2	35:00	4	22
10.	12,8	40:00	4	26

Aufbauprogramm für Altersstufe (unter 30)
– Radfahren im Stand –

Woche	Geschwindigkeit (km/h)	Dauer (Minuten)	Puls nach der Übung	Übungstage pro Woche	Punkte pro Woche
1.	19	5:00	130	5	5
2.	19	7:30	130	5	5
3.	19	10:00	140	5	5
4.	24	12:30	140	5	7$^1/_2$
5.	24	16:00	140	5	10
6.	24	18:00	140	5	11$^1/_4$
7.	28	21:00	150	5	15
8.	32	21:00	150	5	20
9.	32	24:00	150	5	22$^1/_2$
10.	32	27:00	150	5	25

Anm.: Stellen Sie den Pedalwiderstand so ein, daß die Pulsfrequenz – unmittelbar nach dem Üben 10 Sekunden lang zählen und mit 6 multiplizieren – der hier angegebenen Zahl entspricht. Ist sie höher, so verringern Sie den Widerstand vor der nächsten Übung; ist sie niedriger, so muß der Widerstand erhöht werden

Aufbauprogramm für Altersstufe (30–39)
– Laufen –

Woche	Entfernung (km)	Zeitziel (Minuten)	Übungstage pro Woche	Punkte pro Woche
1.	1,6	18:30	5	5
2.	1,6	16:30	5	5
3.	1,6	15:30	5	5
4.	2,4	24:00	5	7^1/$_2$
5.	2,4	22:00	5	7^1/$_2$
6.	1,6	12:00	5	10
7.	2,4	20:00	5	15
8.	2,4	18:00	5	15
9.	3,2	25:00	5	20
10.	3,2	24:00	5	20
11.	2,4	16:00	5	22^1/$_2$
12.	2,4	14:00	4	24

Anm.: In den ersten 5 Wochen nur im Schritt gehen!

Aufbauprogramm für Altersstufe (30–39)
– Gehen –

Woche	Entfernung (km)	Zeitziel (Minuten)	Übungstage pro Woche	Punkte pro Woche
1.	1,6	19:00	5	5
2.	1,6	17:00	5	5
3.	1,6	15:30	5	5
4.	2,4	26:00	5	7^1/$_2$
5.	2,4	23:30	5	7^1/$_2$
6.	1,6	14:15	5	10
7.	3,2	31:00	5	10
8.	3,2	30:00	5	10
9.	2,4	21:30	5	15
10.	3,2	28:45	5	20
11.	3,2	28:00	5	20
12.	4,0	35:30	5	25

Aufbauprogramm für Altersstufe (30–39)
– Seilspringen –

Woche	Dauer (Minuten)	Übungstage pro Woche	Punkte pro Woche
1.	2:30	5	–
2.	2:30	5	–
3.	5:00	5	$7\frac{1}{2}$
4.	5:00	5	$7\frac{1}{2}$
5.	7:30	5	$11\frac{1}{4}$
6.	7:30	5	$11\frac{1}{4}$
7.	10:00	5	15
8.	11:00	5	$16\frac{2}{3}$
9.	12:00	5	$18\frac{1}{3}$
10.	13:00	5	20
11.	15:00	5	$22\frac{1}{2}$
12.	16:00	5	$26\frac{1}{4}$

Anm.: Springen Sie mit beiden Füßen zugleich oder abwechselnd mit dem einen und dem anderen Fuß, 70–80mal pro Minute.

Aufbauprogramm für Altersstufe (30–39)
– Treppensteigen –

Woche	Runden (durchschnittl. Zahl pro Min.)	Dauer (Minuten)	Übungstage pro Woche	Punkte pro Woche
1.	5	2:00	5	–
2.	5	3:00	5	–
3.	5	4:00	5	–
4.	6	5:00	5	5
5.	6	6:30	5	$7\frac{1}{2}$
6.	6	7:30	5	$8\frac{3}{4}$
7.	6	8:30	5	10
8.	7	7:00	5	$11\frac{1}{4}$
9.	7	8:00	5	$13\frac{3}{4}$
10.	7	9:00	5	15
11.	8	10:00	5	$22\frac{1}{2}$
12.	8	11:00	5	25

Anm.: Die Werte sind bezogen auf 10 Stufen zu je 15–18 cm Höhe, bei einem Neigungswinkel von 25–30 Grad. Es wird empfohlen, sich beim Üben am Geländer zu halten

Aufbauprogramm für Altersstufe (30–39)
– Schwimmen –

Woche	Entfernung (m)	Zeitziel (Minuten)	Übungstage pro Woche	Punkte pro Woche
1.	100	3:15	5	–
2.	150	4:00	5	–
3.	150	3:45	5	–
4.	200	4:30	5	7^1/$_2$
5.	250	5:45	5	10
6.	250	5:30	5	10
7.	300	7:15	5	12^1/$_2$
8.	350	8:00	5	15
9.	400	9:00	5	17^1/$_2$
10.	450	9:30	5	20
11.	500	11:30	5	20
12.	600	13:30	5	25

Aufbauprogramm für Altersstufe (30–39)
– Radfahren –

Woche	Entfernung (km)	Zeitziel (Minuten)	Übungstage pro Woche	Punkte pro Woche
1.	3,2	13:00	5	–
2.	3,2	12:00	5	–
3.	3,2	10:00	5	5
4.	4,8	17:00	5	7^1/$_2$
5.	4,8	15:00	5	7^1/$_2$
6.	6,4	22:00	5	10
7.	6,4	21:00	5	10
8.	8,0	26:00	5	12^1/$_2$
9.	8,0	25:30	5	12^1/$_2$
10.	9,6	31:00	5	15
11.	11,2	36:00	4	22
12.	12,8	42:00	4	26

Aufbauprogramm für Altersstufe (30–39)
– Radfahren im Stand –

Woche	Geschwindigkeit (km/h)	Dauer (Minuten)	Puls nach der Übung	Übungstage pro Woche	Punkte pro Woche
1.	16	5:00	125	5	–
2.	16	7:30	125	5	–
3.	19	7:30	130	5	–
4.	19	10:00	130	5	5
4.	19	12:30	130	5	6¼
6.	24	12:30	140	5	7½
7.	24	12:30	140	5	7½
8.	28	14:00	140	5	10
9.	28	16:00	145	5	11¼
10.	32	17:30	150	5	17½
11.	32	21:00	150	5	20
12.	32	27:00	150	5	25

Anm.: Stellen Sie den Pedalwiderstand so ein, daß die Pulsfrequenz – unmittelbar nach dem Üben 10 Sekunden lang zählen und mit 6 multiplizieren – der hier angegebenen Zahl entspricht. Ist sie höher, so verringern Sie den Widerstand; ist sie niedriger, so muß der Widerstand erhöht werden.

Aufbauprogramm für Altersstufe (40–49)
– Laufen –

Woche	Entfernung (km)	Zeitziel (Minuten)	Übungstage pro Woche	Punkte pro Woche
1.	1,6	19:00	5	5
2.	1,6	17:30	5	5
3.	1,6	16:00	5	5
4.	2,4	25:00	5	7½
5.	2,4	23:00	5	7½
6.	3,2	31:00	5	10
7.	1,6	12:30	5	10
8.	2,4	20:30	5	15
9.	2,4	19:00	5	15
10.	3,2	26:00	5	20
11.	3,2	24:00	5	20
12.	2,4	17:00	5	22½
13.	2,4	15:30	5	22½
14.	2,4	< 14:30	4	24

Anm.: In den ersten 6 Wochen nur im Schritt gehen!

Aufbauprogramm für Altersstufe (40–49)
– Gehen –

Woche	Entfernung (km)	Zeitziel (Minuten)	Übungstage pro Woche	Punkte pro Woche
1.	1,6	20:00	5	–
2.	1,6	18:00	5	5
3.	1,6	16:00	5	5
4.	1,6	15:00	5	5
5.	2,4	27:00	5	$7^1/_2$
6.	2,4	26:00	5	$7^1/_2$
7.	2,4	25:00	5	$7^1/_2$
8.	1,6	14:25	5	10
9.	3,2	33:00	5	10
10.	3,2	32:00	5	10
11.	2,4	21:40	5	15
12.	3,2	28:50	5	20
13.	3,2	28:30	5	20
14.	4,0	36:00	5	25

Aufbauprogramm für Altersstufe (40–49)
– Seilspringen –

Woche	Dauer (Minuten)	Übungstage pro Woche	Punkte pro Woche
1.	2:00	5	–
2.	2:30	5	–
3.	5:00	5	$7^1/_2$
4.	5:00	5	$7^1/_2$
5.	5:00	5	$7^1/_2$
6.	7:30	5	$11^1/_4$
7.	10:00	5	15
8.	10:00	5	15
9.	11:00	5	$16^2/_3$
10.	11:00	5	$16^2/_3$
11.	12:00	5	$18^1/_3$
12.	13:00	5	20
13.	14:00	5	$21^2/_3$
14.	10:00 (vormittags) und 7:00 (nachmittags)	5	25

Anm.: Springen Sie mit beiden Füßen zugleich oder abwechselnd mit dem einen und dem anderen Fuß, 70–80mal pro Minute.

Aufbauprogramm für Altersstufe (40–49)
– Treppensteigen –

Woche	Runden (durchschnittl. Zahl pro Min.)	Dauer (Minuten)	Übungstage pro Woche	Punkte pro Woche
1.	5	1:00	5	–
2.	5	2:00	5	–
3.	5	3:00	5	–
4.	5	4:00	5	–
5.	6	5:00	5	5
6.	6	6:30	5	$7^1/_2$
7.	6	7:30	5	$8^3/_4$
8.	6	8:30	5	10
9.	6	9:45	5	$11^1/_4$
10.	6	11:00	5	$12^1/_2$
11.	6	6:30 (vorm.)		
		6:30 (nachm.)	5	15
12.	6	7:30 (vorm.)		
		7:30 (nachm.)	5	$17^1/_2$
13.	7	7:00 (vorm.)		
		7:00 (nachm.)	5	$22^1/_2$
14.	7	9:00 (vorm.)		
		6:00 (nachm.)	5	25

Anm.: Die Werte sind bezogen auf 10 Stufen zu je 15–18 cm Höhe, bei einem Neigungswinkel von 25–30 Grad. Es wird empfohlen, sich beim Üben am Geländer zu halten.

Aufbauprogramm für Altersstufe (40–49)
– Schwimmen –

Woche	Entfernung (m)	Zeitziel (Minuten)	Übungstage pro Woche	Punkte pro Woche
1.	100	3:30	4	–
2.	100	3:15	5	–
3.	150	4:30	5	–
4.	150	4:00	5	–
5.	200	5:15	5	5
6.	250	6:00	5	10
7.	300	7:15	5	$12^1/_2$
8.	300	7:00	5	$12^1/_2$
9.	350	8:15	5	15
10.	400	9:30	5	$17^1/_2$
11.	450	10:00	5	20
12.	500	11:45	5	20
13.	550	12:15	5	$22^1/_2$
14.	600	14:00	5	25

Aufbauprogramm für Altersstufe (40–49)
– Radfahren –

Woche	Entfernung (km)	Zeitziel (Minuten)	Übungstage pro Woche	Punkte pro Woche
1.	3,2	13:30	5	–
2.	3,2	12:30	5	–
3.	3,2	10:30	5	5
4.	4,8	17:30	5	7^1/$_2$
5.	4,8	15:30	5	7^1/$_2$
6.	6,4	23:30	5	10
7.	6,4	22:00	5	10
8.	8,0	27:00	5	12^1/$_2$
9.	8,0	26:00	5	12^1/$_2$
10.	9,6	33:00	5	15
11.	9,6	32:00	5	15
12.	11,2	38:00	4	22
13.	11,2	37:00	4	22
14.	12,8	44:00	4	26

Aufbauprogramm für Altersstufe (40–49)
– Radfahren im Stand –

Woche	Geschwindigkeit (km/h)	Dauer (Minuten)	Puls nach der Übung	Übungstage pro Woche	Punkte pro Woche
1.	16	5:00	120	5	–
2.	16	5:00	120	5	–
3.	16	7:30	125	5	–
4.	19	7:30	125	5	–
1.	19	10:00	130	5	5
6.	19	12:30	130	5	6^1/$_4$
7.	24	12:30	130	5	7^1/$_2$
8.	24	12:30	130	5	7^1/$_2$
9.	28	15:00	135	5	10^5/$_8$
10.	28	15:00	135	5	10^5/$_8$
11.	28	17:30	140	5	12^1/$_2$
12.	32	17:30	140	5	17^1/$_2$
13.	32	21:00	145	5	20
14.	32	27:00	145	5	25

Anm.: Stellen Sie den Pedalwiderstand so ein, daß die Pulsfrequenz – unmittelbar nach dem Üben 10 Sekunden lang zählen und mit 6 multiplizieren – der hier angegebenen Zahl entspricht. Ist sie höher, so verringern Sie den Widerstand vor der nächsten Übung; ist sie niedriger, so muß der Widerstand erhöht werden.

Aufbauprogramm für Altersstufe (50–59)
– Laufen –

Woche	Entfernung (km)	Zeitziel (Minuten)	Übungstage pro Woche	Punkte pro Woche
1.	1,6	20:00	5	–
2.	1,6	18:00	5	5
3.	1,6	17:00	5	5
4.	1,6	16:00	5	5
5.	2,4	26:00	5	$7^1/_2$
6.	2,4	24:00	5	$7^1/_2$
7.	2,4	23:00	5	$7^1/_2$
8.	3,2	32:00	5	10
9.	1,6	13:00	5	10
10.	2,4	20:00	5	15
11.	2,4	18:00	5	15
12.	3,2	28:00	5	20
13.	3,2	26:00	5	20
14.	2,4	17:30	5	22
15.	2,4	17:00	5	22
16.	2,4	16:30	5	22

Anm.: In den ersten 8 Wochen nur im Schritt gehen!

Aufbauprogramm für Altersstufe (50–59)
– Gehen –

Woche	Entfernung (km)	Zeitziel (Minuten)	Übungstage pro Woche	Punkte pro Woche
1.	1,2	18:00	5	–
2.	1,6	25:00	5	–
3.	1,6	22:00	5	–
4.	1,6	20:00	5	–
5.	1,6	18:00	5	5
6.	2,4	28:00	5	$7^1/_2$
7.	2,4	27:00	5	$7^1/_2$
8.	2,4	26:00	5	$7^1/_2$
9.	3,2	34:00	5	10
10.	3,2	33:00	5	10
11.	3,2	32:00	5	10
12.	4,0	40:00	5	$12^1/_2$
13.	4,0	38:00	5	$12^1/_2$
14.	4,8	46:00	5	$15^1/_2$
15.	4,8	45:00	5	18
16.	4,8	43:15	4	24

Aufbauprogramm für Altersstufe (50–59)
– Seilspringen –

Woche	Dauer (Minuten)	Übungstage pro Woche	Punkte pro Woche
1.	1:30	5	–
2.	2:30	5	–
3.	2:30	5	–
4.	5:00	5	$7^{1}/_{2}$
5.	5:00	5	$7^{1}/_{2}$
6.	5:00	5	$7^{1}/_{2}$
7.	6:00	5	$8^{1}/_{3}$
8.	7:00	5	10
9.	8:00	5	$11^{2}/_{3}$
10.	9:00	5	$13^{1}/_{3}$
11.	10:00	5	15
12.	11:00	5	$16^{2}/_{3}$
13.	12:00	5	$18^{1}/_{3}$
14.	13:00	5	20
15.	14:00	5	$21^{2}/_{3}$
16.	10:00 (vormittags) und 7:00 (nachmittags)	5	25

Anm.: Springen Sie mit beiden Füßen zugleich oder abwechselnd mit dem einen und dem anderen Fuß, 70–80mal pro Minute.

Aufbauprogramm für Altersstufe (50–59)
– Treppensteigen –

Woche	Runden (durchschnittl. Zahl pro Min.)	Dauer (Minuten)	Übungstage pro Woche	Punkte pro Woche
1.	4	2:00	5	–
2.	5	1:00	5	–
3.	5	2:00	5	–
4.	5	3:00	5	–
5.	5	4:00	5	–
6.	5	5:00	5	$2^1/_2$
7.	5	6:00	5	$3^3/_4$
8.	5	7:00	5	5
9.	5	9:00	5	$7^1/_2$
10.	5	11:00	5	10
11.	5	12:00	5	$11^1/_2$
12.	6	11:00	5	$12^1/_2$
13.	6	12:00	5	$13^3/_4$
14.	6	13:00	5	15
15.	6	7:30 (vorm.) und 7:30 (nachm.)	5	$17^1/_2$
16.	6	8:30 (vorm.) und 8:30 (nachm.)	5	20
17.	6	10:00 (vorm.) und 10:00 (nachm.)	5	$22^1/_2$
18.	6	12:00 (vorm.) und 10:00 (nachm.)	5	25

Anm.: Die Werte sind bezogen auf 10 Stufen zu je 15–18 cm Höhe, bei einem Neigungs-winkel von 25–30 Grad. Es wird empfohlen, sich beim Üben am Geländer zu halten.

Aufbauprogramm für Altersstufe (50–59)
– Schwimmen –

Woche	Entfernung (m)	Zeitziel (Minuten)	Übungstage pro Woche	Punkte pro Woche
1.	50	2:00	3	–
2.	100	4:00	4	–
3.	100	3:30	5	–
4.	150	5:15	5	–
5.	150	5:00	5	–
6.	200	6:00	5	5
7.	250	7:00	5	$6^1/_4$
8.	250	6:30	5	$6^1/_4$
9.	300	8:00	5	$7^1/_2$
10.	300	7:30	5	$12^1/_2$
11.	350	8:30	5	15
12.	400	9:55	5	$17^1/_2$
13.	450	11:00	5	20
14.	500	12:00	5	20
15.	550	13:00	5	$22^1/_2$
16.	600	14:30	5	25

Aufbauprogramm für Altersstufe (50–59)
– Radfahren –

Woche	Entfernung (km)	Zeitziel (Minuten)	Übungstage pro Woche	Punkte pro Woche
1.	3,2	14:00	5	–
2.	3,2	13:00	5	–
3.	3,2	11:00	5	5
4.	4,8	17:45	5	$7^1/_2$
5.	4,8	16:00	5	$7^1/_2$
6.	4,8	15:30	5	$7^1/_2$
7.	6,4	23:45	5	10
8.	6,4	23:00	5	10
9.	8,0	28:00	5	$12^1/_2$
10.	8,0	27:00	5	$12^1/_2$
11.	9,6	34:00	5	15
12.	9,6	33:00	5	15
13.	11,2	40:00	4	22
14.	11,2	38:00	4	22
15.	12,8	47:00	4	26
16.	12,8	46:00	4	26

Aufbauprogramm für Altersstufe (50–59)
– Radfahren im Stand –

Woche	Geschwindigkeit (km/h)	Dauer (Minuten)	Puls nach der Übung	Übungstage pro Woche	Punkte pro Woche
1.	16	5:00	120	5	–
2.	16	5:00	120	5	–
3.	19	5:00	120	5	–
4.	19	7:30	125	5	–
5.	24	7:30	125	5	–
6.	24	10:00	125	5	6¼
7.	24	12:30	130	5	7½
8.	24	14:00	130	5	8¾
9.	24	16:00	130	5	10
10.	28	16:00	130	5	11¼
11.	28	17:30	130	5	12½
12.	28	21:00	135	5	15
13.	32	17:30	135	5	17½
14.	32	21:00	140	5	20
15.	32	22:30	140	5	22½
16.	32	27:00	140	5	25

Anm.: Stellen Sie den Pedalwiderstand so ein, daß die Pulsfrequenz – unmittelbar nach dem Üben 10 Sekunden lang zählen und mit 6 multiplizieren – der hier angegebenen Zahl entspricht. Ist sie höher, so verringern Sie den Widerstand; ist sie niedriger, so muß der Widerstand erhöht werden.

Aufbauprogramm für Altersstufe (60 und darüber)
– Laufen –

Nicht empfohlen.

Aufbauprogramm für Altersstufe (60 und darüber)
– Gehen –

Woche	Entfernung (km)	Zeitziel (Minuten)	Übungstage pro Woche	Punkte pro Woche
1.	0,8	13:00	5	–
2.	1,2	20:00	5	–
3.	1,6	26:00	5	–
4.	1,6	25:00	5	–
5.	1,6	24:00	5	–
6.	1,6	22:00	5	–
7.	1,6	20:00	5	5
8.	2,4	32:00	5	–
9.	2,4	30:00	5	–
10.	2,4	28:00	5	7½
11.	3,2	38:00	5	–
12.	3,2	36:00	5	–
13.	3,2	34:00	5	10
14.	4,0	45:00	5	12½
15.	4,0	44:00	5	12½
16.	4,0	43:00	5	12½
17.	4,8	52:00	5	15
18.	4,8	50:00	5	15

Aufbauprogramm für Altersstufe (60 und darüber)
– Seilspringen –

Nicht empfohlen.

Aufbauprogramm für Altersstufe (60 und darüber)
– Treppensteigen –

Nicht empfohlen.

Aufbauprogramm für Altersstufe (60 und darüber)
– Schwimmen –

Woche	Entfernung (m)	Zeitziel (Minuten)	Übungstage pro Woche	Punkte pro Woche
1.	50	2:30	3	–
2.	50	2:00	4	–
3.	100	4:30	4	–
4.	100	4:00	5	–
5.	150	5:30	5	–
6.	200	7:00	5	–
7.	200	6:30	5	5
8.	250	7:15	5	$6^{1/4}$
9.	250	7:00	5	$6^{1/4}$
10.	300	9:00	5	$7^{1/2}$
11.	300	8:30	5	$7^{1/2}$
12.	350	9:00	5	10
13.	400	10:30	5	$12^{1/2}$
14.	450	11:30	5	15
15.	450	11:10	5	20
16.	500	12:25	5	20
17.	550	13:30	5	$22^{1/2}$
18.	600	< 15:00	5	25

Aufbauprogramm für Altersstufe (60 und darüber)
– Radfahren –

Woche	Entfernung (km)	Zeitziel (Minuten)	Übungstage pro Woche	Punkte pro Woche
1.	1,6	10:00	5	–
2.	1,6	8:00	5	–
3.	3,2	16:00	5	–
4.	3,2	14:00	5	–
5.	3,2	11:30	5	5
6.	4,8	17:45	5	$7^{1/2}$
7.	4,8	17:30	5	$7^{1/2}$
8.	4,8	17:00	5	$7^{1/2}$
9.	6,4	25:00	5	10
10.	6,4	24:30	5	10
11.	6,4	24:00	5	10
12.	8,0	29:30	5	$12^{1/2}$
13.	8,0	29:00	5	$12^{1/2}$
14.	8,0	28:30	5	$12^{1/2}$
15.	8,0	28:00	5	$12^{1/2}$
16.	9,6	35:30	5	15
17.	9,6	35:00	5	15
18.	9,6	34:00	5	15

Anm.: Dreiräder haben sich als besonders günstig erwiesen.

Aufbauprogramm für Altersstufe (60 und darüber)
– Radfahren im Stand –

Woche	Geschwindigkeit (km/h)	Dauer (Minuten)	Puls nach der Übung	Übungstage pro Woche	Punkte pro Woche
1.	16	2:30	100	5	–
2.	16	3:30	100	5	–
3.	16	5:00	110	5	–
4.	19	5:00	110	5	–
5.	19	7:30	110	5	–
6.	19	7:30	110	5	–
7.	24	7:30	110	5	–
8.	24	10:00	115	5	–
9.	24	12:00	115	5	7
10.	24	12:30	120	5	7½
11.	24	16:00	120	5	10
12.	24	18:00	120	5	11¼
13.	28	16:00	125	5	10
14.	28	16:00	125	5	11¼
15.	28	17:30	130	5	12½
16.	32	14:00	130	5	15
17.	32	17:30	130	5	17½
18.	32	21:00	130	5	20

Anm.: Stellen Sie den Pedalwiderstand so ein, daß die Pulsfrequenz – unmittelbar nach dem Üben 10 Sekunden lang zählen und mit 6 multiplizieren – der hier angegebenen Zahl entspricht. Ist sie höher, so verringern Sie den Widerstand vor der nächsten Übung; ist sie niedriger, so muß der Widerstand erhöht werden.

9. Praktische Hinweise
für das Üben im Freien

Als ich die Einführung zum Bewegungstraining für Frauen schrieb, ließ ich die bekannte Geschichte von dem Schulmädchen nicht außer acht, das über seine Lektüre am Ende nur sagte: »Darin steht mehr über Pinguine, als ich wissen wollte.« Es ist mir klar, daß viele meiner Leserinnen mit Kens vorangegangenen Büchern über das Bewegungstraining vertraut sind, in denen sehr eingehend jede Stufe der mit dem Herz-Kreislauf-Training zusammenhängenden Untersuchungen und Tests dargestellt und belegt wurden. Deshalb habe ich hier darauf verzichtet, über die wissenschaftliche Grundlage, die Jahre der Planung und der Studien, die den Wert des Bewegungstrainings verbürgen, im einzelnen zu sprechen. Mein Augenmerk galt der Bemühung, klar aber knapp die möglichen Ergebnisse und den Nutzen dieser Art von Übungen zu erklären, soweit sie für Frauen in Betracht kommen.

Vor allem wollte ich Sie dazu ermutigen, wenigstens einmal den Versuch mit dem Bewegungstraining zu wagen. Wenn man von einem Vorgang in seinem Leben besonders beeindruckt ist, fühlt man das Bedürfnis, auch andere daran teilhaben zu lassen, es der ganzen Menschheit zu sagen. Mir geht es jedenfalls so. (Ich erinnere mich noch, wie ich als Siebzehnjährige – nach dem Abschlußexamen an der höheren Schule einer Kleinstadt in Oklahoma – im College begann; damals war ich so überwältigt von der Unmenge jenes neuen Wissens, daß meine Eltern abends, wenn ich nach Hause kam, sich noch stundenlang darüber vortragen lassen mußten. Ich war derartig erfüllt von dem, was ich jeweils in mich aufgenommen hatte, daß ich es einfach weitergeben *mußte*.)

Im großen und ganzen haben sich nun die Leserinnen über das aerobische Übungsprogramm informiert, sie kennen seine Funktion und seine Wirksamkeit und haben sich den Tabellenteil zum Bewegungs-»Speisezettel« angesehen. Hier und im nächsten Kapitel will ich nun Genaueres über Kens Empfehlungen zur Anwendung der einzelnen Programme sagen, auch darüber, was man zu erwarten hat, wenn man mit den Übungen beginnt – zunächst mit denen im Freien, dann mit solchen, die im Hause durchgeführt werden.

Für die Anfängerin im Sport

Bei der Durchsicht des Tabellenteils sahen Sie, daß die einzelnen Übungsprogramme in Stufen fortschreiten, daß sie dem Alter angepaßt und für eine allmähliche Vorbereitung des Körpers auf das Volltraining eingerichtet sind. *Wenn Sie bisher nicht gewohnheitsmäßig, d. h. mit einer gewissen Regelmäßigkeit Sport getrieben haben, sollten Sie zunächst auf keinen Fall einen der auf den Seiten 56-59 wiedergegebenen Fitness-Tests durchführen.* Diese Regel gilt vor allem für die über Dreißigjährigen, die sich nicht ihrer Altersstufe entsprechend (siehe S. 47) ärztlich haben untersuchen lassen.

Haben Sie aber das Aufbauprogramm durchexerziert, so können Sie nach Belieben einen der verschiedenen Fitness-Tests wählen. Wenn sich durch den Test erweist, daß Sie zu Kategorie IV (gut) oder V (sehr gut) gehören, dann brauchen Sie nur noch Ihr gegenwärtiges Fitness-Niveau aufrechtzuerhalten.

Für die Sportgewohnte

Wenn Sie sportlich ausreichend in Übung sind – also etwa in den letzten 6 Wochen mindestens dreimal wöchentlich Sport getrieben haben – und wenn Sie sich der für Ihre Altersgruppe angegebenen ärztlichen Prüfung unterzogen haben, können Sie unbesorgt sogleich Ihre Leistungsfähigkeit mit Hilfe eines der Fitness-Tests feststellen. Falls Sie in Kategorie I, II oder III (sehr schlecht, schlecht oder mäßig) rangieren, dann beginnen Sie mit einem der Aufbauprogramme des Tabellenteils und führen Sie es bis zu Ende durch; gehören Sie zu Kategorie IV oder V, so brauchen Sie sich nur auf diesem Niveau zu halten.

Die wichtigsten der Übungen im Freien

Persönlich möchte ich mich nicht zugunsten der Übung im Freien gegenüber derjenigen im Innenraum einsetzen oder umgekehrt. Dennoch kann ich es mir nicht verkneifen, ein kurzes Loblied auf das besondere Vergnügen an der Bewegung unter freiem Himmel zu singen. Kinderärzte sprechen mehr und mehr über die Vorzüge der frischen Luft und des Sonnenscheins für Kleinkinder, und jede Mutter, die es schon ausprobiert hat, ein allzu zappeliges Baby draußen im Gar-

ten in den Kinderwagen oder den Laufstall zu setzen, weiß, daß der bloße Aufenthalt im Freien bei solchen kleinen Nervenbündeln unmittelbar beruhigend wirkt. Auch die sanft rüttelnde Bewegung, der ein Kind ausgesetzt ist, das im Wagen gefahren oder im Tragstühlchen oder auf den Armen der Eltern bei Wanderungen mitgenommen wird, scheint einen besänftigenden Einfluß auszuüben.

Ohne einen Fall für die Wissenschaft daraus machen zu wollen, möchte ich doch behaupten, daß das Zusammenwirken von körperlicher Bewegung und frischer Luft auch beim Erwachsenen ein Tonikum für Körper und Geist bildet. Gewissermaßen trainiert es darüber hinaus schließlich unsere Empfindungsfähigkeit, insofern als wir die Wärme der Sonne und die belebende Massage des Windes unmittelbar verspüren, mehr zu sehen beginnen, Geräusche und Gerüche besser unterscheiden lernen. Unser Körper reagiert dann intensiver auf das, was er fühlt und an natürlichen Elementen wahrnimmt.

Öffnen Sie Ihre Sinne, wenn Sie unter freiem Himmel Ihre Übungen durchführen, der Landschaft, dem Wetter, der Freude und dem Jetzt. Entdecken Sie, daß Schönheitssinn und Sport nicht unvereinbar sind.

Geh-Training

Sicherlich werden viele Frauen dieser weniger anstrengenden Methode zum Fitwerden den Vorzug geben. Freilich wird pro Übung mehr Zeit dafür beansprucht, nicht zu übersehen aber ist der Vorteil, daß es ein für jeden, jederzeit und an jedem Wohnort gangbarer Weg ist. Es braucht nicht einmal nach Training auszusehen, was zum Beispiel für etwas Schüchterne eine große Annehmlichkeit darstellt. Zudem kann es in die täglichen Beschäftigungen einbezogen werden (Gänge zum Einkaufen, ins Büro, in den Kindergarten), und so kann man auf recht einfache Weise seine Punkte sammeln, ohne daß dies als Routine in Erscheinung tritt.

Wenn Sie diese Form des Bewegungstrainings wählen, haben Sie vorweg nur wenige Dinge zu beachten. Bei peinlich genauer Verfolgung des stufenweise fortschreitenden Programms werden Sie kaum irgendwelche Schwierigkeiten haben. Natürlich werden Sie gut daran tun, praktische, gut sitzende Schuhe mit niedrigen Absätzen und kräftiger Spannstütze zu tragen. Außerdem wäre es nützlich, den nächsten Abschnitt (über den Dauerlauf) durchzulesen, wo einiges über die Physiologie des Fußes und des Beins gesagt wird. Und seien Sie sich über eines klar: Wenn das Wandern auch als das am wenigsten anstren-

gende unter den Übungsprogrammen erscheinen mag, werden Sie, da lange Fußmärsche bisher nicht zu Ihren täglichen Gewohnheiten gehörten, es doch »verspüren« – so lange, bis sich der Trainingseffekt geltend macht.

Lauf-Trainingsprogramm

Wie das Gehen, ist auch das Laufen ein recht anpassungsfähiger Sport, den man allein oder in der Gruppe, im Innenraum oder im Freien und zu jeder beliebigen Tageszeit betreiben kann. Das Laufen trainiert die Arme ebenso wie die Beine, hat eine festigende Wirkung auf die Muskelgruppen im ganzen Körper, besonders im Unterleib, und es ist der rascheste Weg, den Trainingseffekt herbeizuführen.

Gelegentlich bin ich von Frauen gefragt worden, wie ich denn beim Laufen atmete. Dann sage ich immer: wie es gerade kommt. Bei dem Versuch, bewußt zu atmen – etwa: einzuatmen, wenn der rechte Fuß aufgesetzt wird, und so fort –, werden Sie sich unbehaglich fühlen. Das ist gerade so, als wenn Sie sich Ihrer Zunge im Munde bewußt würden; bald genug fänden Sie das unerträglich, und Sie würden denken: »Muß ich dies mein Leben lang aushalten?« Ich versuche mein Bestes, während der Übung nicht an das zu denken, was ich tue. Ich schere mich nicht um meinen Körper und um die von ihm ausgeführten Bewegungen, sondern konzentriere mich auf die Landschaft oder durchdenke meine Pläne für die übrigen Stunden des Tages.

Häufiger und in der Tat auch wichtiger sind Fragen über die Empfindlichkeit der Füße, der Beine und des Rückens, denn dies sind die Bezirke, in welchen das Laufen noch am ehesten Reizungen verursacht. Bei nicht wenigen Frauen kommt es während der ersten Stufen des Laufprogramms zu Fußbeschwerden. Typisch sind zum Beispiel geschwollene Knöchel, Tendinitis (hier eine schmerzhafte Entzündung der Achillessehne, welche die Ferse mit dem Wadenmuskel verbindet) und die »Jogger-Ferse«, eine Folge schnellen Laufens auf harter Straßendecke. Zur Vermeidung solcher Zustände sind drei Dinge zu beachten: die richtigen Schuhe; das richtige Gelände zum Laufen oder Jogging; der richtige Laufstil.

Das geeignete Schuhwerk, wie ich es im 6. Kapitel beschrieb, hat dicke, weiche oder geriffelte Sohlen, Spannstützen und niedrige Absätze. Haben Spann und Ferse einen guten Halt, so verringert dies erheblich die Gefahr der Sehnenbeschwerden und Knöchelschmerzen, und ganz allgemein ist das Laufen angenehmer.

Der zum Laufen geeignete Boden ist weich und federnd; ideal ist eine Grasfläche, Erde oder eine gut instand gehaltene Laufpiste. Da wir bei unseren Übungen jedoch häufig auf harte Straßen angewiesen sind, wird meist den Schuhen allein die Aufgabe der Federung vorbehalten bleiben. Deshalb möchten wir Ihnen dringend raten, sich ein Paar Spezialschuhe anzuschaffen und diese nur für das Training zu benutzen.

Der Laufstil entscheidet darüber, ob das Laufen Erfüllung oder Enttäuschung, Entspannung oder Unbehagen bringt. Ken empfiehlt den klassischen Stil, bei welchem man »plattfüßig« läuft. Lassen Sie die Ferse etwas *vor* dem übrigen Fuß den Boden berühren und dann die Fußsohle sanft über den Ballen abrollen. Wenn das Bindegewebe der Ferse ständig zu hart am Boden aufsetzt, führt dies schließlich zur sogenannten Jogger-Ferse. Beim anderen Extrem, wenn man mit den Zehen aufkommt und sich also mehr springend fortbewegt, gefährdet man die Achillessehne. Die übrigen Partien des Körpers werden am besten geschont, wenn man hartes Laufen bei gestreckten Knien vermeidet. Leicht gebeugte Knie fangen die Gesamtbelastung besser ab. Die Arme sollten der Bewegung des Körpers folgen und locker an den Seiten mitschwingen.

Für den Fall, daß sich trotz dieser Vorsichtsmaßnahmen Knöchel- oder Fußschmerzen einstellen und ständig schlimmer werden, rät Ken, die Übungen zu unterbrechen. Solange die Schmerzen aber gering bleiben, sollte man behutsam weiter trainieren – in langsamerem Tempo oder auf kürzeren Strecken. Meistens werden die Beschwerden, auch Knöchelschmerzen, bei langsamem Weiterüben vergehen. An mir selbst habe ich festgestellt, daß die Schmerzen sogar eher aufhören, wenn ich mit dem Training in gemäßigter Form fortfahre, als wenn ich es vollständig abbreche. Mir geht es damit so wie mit dem Auszupfen der Augenbrauen; es tut weh, aber das geht vorüber, und über das Resultat bin ich doch froh.

Bisweilen treten beim Training Beschwerden an Rücken, Beinen und Knien auf. Ziemlich häufig sind Muskelschmerzen am Schienbein, dicht unterhalb des Knies. Ursache ist im allgemeinen das Laufen auf hartem Boden in Schuhen mit unelastischen Sohlen. Das Mittel dagegen ist, sich eine Laufstrecke auf weicherem Boden zu suchen und flexible Schuhe mit Sohlen aus elastischem Material zu tragen. Kniegelenkschmerzen können bei Frauen auftreten, die einmal Arthritis oder Knieverletzungen gehabt haben. Muskelkrämpfe an den Beinen treten manchmal zu Anfang der Übungen auf, doch wird sich das meist im Laufe des weiteren Trainings geben.

Radfahren

Zur Durchführung dieses Programms braucht man außer der entsprechenden Ausrüstung auch halbwegs günstige Wetterbedingungen. Stürmische Tage verlocken natürlich nicht zum Radsport, am wenigsten im Winter. Falls Ihnen das Wetter nichts ausmacht und Sie sich zur Anschaffung eines Fahrrads entschließen, können Sie diese Art des Trainings in unauffälliger und angenehmer Weise in Ihren Alltag eingliedern. Sie fahren allein oder mit Bekannten zusammen, können auf dem Rad den Weg zum Arbeitsplatz zurücklegen, Ihre Einkäufe erledigen oder zwanglose Zusammenkünfte aufsuchen. Nicht vergessen werden sollte auch der Nutzen für unsere Umwelt, den das Wiederaufleben dieser guten alten Fortbewegungsart mit sich bringen kann.
Wie das Wandern »spürt« man es freilich in der ersten Zeit, aber abgesehen davon ergeben sich aus dem Radfahrtraining fast keine spezifischen Beschwerden. Für das Bewegungstraining eignet sich praktisch jeder Fahrradtyp mit drei oder weniger Gängen, auch ein Dreirad. Welches Modell man benutzt, wirkt sich auf die in den Tabellen angegebenen Punktwerte nicht merklich aus.

Schwimmen

Wenn Sie nicht wasserscheu sind (wie ich zum Beispiel) und die Möglichkeit haben, ein geeignetes Schwimmbecken oder ein Freibad aufzusuchen (besonders in größeren Städten ist dies ja kein Problem), können Sie sich mit dieser Form des Trainings einen ausgezeichneten aerobischen Nutzen für die inneren Organe und Muskeln verschaffen.
Auch hier sind keine spezifischen Vorsichtsmaßnahmen geboten. Ist Ihnen das Schwimmen vertraut, so werden Sie wohl schon wissen, worauf Sie in Ihrem Falle besonders zu achten haben, etwa auf Augen, Ohren und Nase. Aber abgesehen davon, daß Überanstrengung und ein Üben von unangemessen langer Dauer zu vermeiden sind – was übrigens für jede Form von Übungen gilt –, macht das Schwimm-Trainingsprogramm keinerlei Schwierigkeiten.
Damit haben wir schon sämtliche Übungen besprochen, die hauptsächlich im Freien durchgeführt werden (sie alle sind natürlich auch im Innenraum möglich, aber der Einfachheit halber habe ich sie von den typischen Hallensportarten getrennt). Im nächsten Kapitel werden wir uns mit dem Laufen und Radfahren auf der Stelle, dem Laufen auf der Tretmühle, dem Seilspringen und Treppensteigen beschäftigen, desgleichen mit der dafür erforderlichen Spezialausrüstung.

10. Über das Innenraumtraining

Frauen sind mehr als Männer für das Trainieren im Hause. Der Hauptgrund ist wohl für manche, daß sie keine andere Möglichkeit haben (z. B. Mütter, die durch kleine Kinder ans Haus gebunden sind); andere Faktoren sind Bequemlichkeit und in vielen Fällen sicherlich auch der Wunsch, ohne Zuschauer zu bleiben. Dieser letzte Grund ist genauso berechtigt und triftig wie die beiden anderen. Manche Frauen kommen sich auf einem Fahrrad sitzend oder mit langen Schritten auf einer öffentlichen Straße dahinlaufend einfach lächerlich vor. Für sie ist es natürlicher und angenehmer, im Hause zu trainieren. Warum auch nicht? Die Auswahl an Übungsformen ist auch hier groß genug, und fit werden kann man dabei ebensogut. Was die Mode für das häusliche Training betrifft, gibt es in der Familie Cooper einen Disput, sobald ich darauf zu sprechen komme.

Laufen auf der Stelle

Bei Frauen ist diese Form des Lauftrainings besonders beliebt, und zwar, wie ich meine, weil es leicht durchzuführen und durchzuhalten ist. Ken findet es allerdings weniger leicht als das normale Laufen, weil es die Füße und Knöchel stärker beansprucht und auch recht eintönig ist. Darüber muß jeder für sich selbst entscheiden. Eine Laufleistung von 15 Minuten auf der Stelle mag weniger imponieren als die Fähigkeit, 2 Meilen zu laufen, aber ich weiß aus vielen, vielen Briefen und Gesprächen, daß Frauen diese Form des aerobischen Trainings schätzen und durchführen, und zwar sowohl als tägliche Übung wie auch als Ersatz für das Laufen auf der Piste an Tagen mit schlechtem Wetter oder solchen, an denen es der Beruf unmöglich macht, draußen Sport zu treiben.

Übrigens ist das stationäre Laufen für Frauen nur bis zur Menopause zu empfehlen (siehe Tabelle im Anhang, S. 163). Nach den Wechseljahren tritt besonders bei unserem Geschlecht eine Schwächung der Knochen durch Kalkverlust ein, wodurch sich die Gefahr der Fußknochenbrüche erhöht.

Die jüngere Frau aber, die das Laufen auf der Stelle zu »ihrer« Übung macht, sollte, um Fuß- und Knöchelbeschwerden zu vermeiden, der Versuchung widerstehen, barfuß zu trainieren. Damit fordert man

Schwierigkeiten geradezu heraus. Man braucht die Stütze und Polsterung eines Laufschuhs, um Schmerzen und Sehnenentzündungen vorzubeugen. Außerdem sollte man lieber auf einer federnden Fläche als auf dem harten Fußboden laufen. Sehr gut ist eine weiche, dicke Brücke mit Unterfütterung, man kann sich aber auch ein entsprechend großes Schaumgummipolster besorgen, das man nur für das Laufen auf der Stelle benutzt. Und denken Sie daran: Sie beginnen erst Punkte zu gewinnen, wenn Sie jeden Fuß mindestens 60mal pro Minute 20 cm vom Boden abheben. Um die Schrittzahl pro Minute festzustellen, zählen Sie 15 Sekunden lang, wie oft Ihr linker Fuß in dieser Zeit auf den Boden kommt, und multiplizieren dann mit 4.

Von manchen Frauen erfahre ich, daß sie, damit ihnen dabei nicht langweilig wird, Radio hören oder fernsehen. Ken hat außerdem einige Variationen ausgearbeitet, deren Anwendung sich wohl empfehlen würde, um die Grundübung etwas zu beleben.

Eine Stufe steigen. Benötigt wird dazu eine mit Teppich oder einem Gummigleitschutz bedeckte Stufe, was der Gefahr des Ausrutschens vorbeugt. Diese Stufe steigt man schnell hinauf und hinunter, und zwar in 30–40 Zyklen pro Minute. Zunächst stehen Sie mit beiden Füßen auf dem Boden; nun setzen Sie einen Fuß auf die Stufe, dann den anderen – ohne zu hüpfen –, dann den ersten wieder herab und danach den zweiten. Die hier folgende Tabelle gibt die aerobischen Punktwerte für diese Variante an.

Eine Stufe steigen (Stufenhöhe 18 cm)

Schrittzahl (pro Minute)	Zeit (Minuten)	Punkte
30	6:30	$1^1/_2$
	9:45	$2^1/_4$
	13:00	3
35	6:00	2
	9:00	3
	12:00	4
40	5:00	$2^1/_2$
	7:30	$3^3/_4$
	10:00	5

Drei Stufen steigen. Hier laufen Sie 3 Stufen auf und nieder, wobei Sie sich auf der dritten umdrehen, so daß Sie mit dem Gesicht nach vorn herabkommen. Der Punktwert für 20 Runden pro Minute entspricht etwa demjenigen für das Laufen auf der Stelle bei 70 bis 80

Schritten pro Minute; 25–30 Runden pro Minute würden ungefähr den Punktwert für stationäres Laufen mit 80–90 Schritten pro Minute ergeben. Passieren kann bei dieser Übung im wesentlichen nichts anderes, als daß Ihnen etwas schwindlig wird.

Seilspringen

Ken findet das Seilspringen viel angemessener und angenehmer für Frauen als das Laufen auf der Stelle, weil es dabei genügend Vorwärtsbewegung gibt, um das ganz lotrechte Auftreffen des Körpers zu verhindern. Auf diese Weise ist die Gefahr der Fuß-, Bein- und Knöchelschmerzen geringer. Es ist auch etwas körpergerechter als das Laufen auf der Stelle, insofern als die Muskeln der Arme, der Schultern und des Oberkörpers mehr Gelegenheit zur Betätigung, also zu Spannkraft verleihender Aktion bekommen. (Freilich gehört dazu, wie zum Schwimmen, eine gewisse Geschicklichkeit – die Bewegungen müssen aufeinander abgestimmt werden.)

Gesprungen wird mit beiden Füßen zugleich oder abwechselnd mit dem einen und dem anderen Fuß. In der Minute sollten 70 bis 80 Sprünge erreicht werden.

Treppensteigen

Die Wahrheit zu sagen, hatte Ken, als er sein erstes Buch über Bewegungstraining schrieb, an diese Möglichkeit des Trainings überhaupt noch nicht gedacht. Dabei ist es, richtig durchgeführt, von ausgezeichneter aerobischer Wirkung. Als Bürger der südwestlichen Staaten sind wir nichts anderes gewöhnt als die ebenerdigen Wohnhäuser im Ranch-Stil und haben deshalb mit Treppen im allgemeinen nicht viel zu tun. Nachdem das Buch erschienen war, erhielten wir Dutzende von Briefen mit der Frage, ob das Treppensteigen aerobisch ausgewertet werden könne. Das kann es gewiß. Menschen, die in zweistöckigen Häusern oder in einem Apartment größerer Gebäude wohnen, verfügen mit den Treppen sozusagen über eine eigene Rennstrecke für ihr Bewegungstraining. Es kommt aber darauf an, die Anstrengung lange genug aufrechtzuerhalten, denn Herz und Lunge müssen so weit in Anspruch genommen werden, daß eine merkliche »Sauerstoffschuld« entsteht. Der Ruhe, die der Körper beim Hinabsteigen erfährt, ist also entgegenzuwirken, und zwar dadurch, daß man für das Training eine Folge von nur wenigen Stufen benutzt.

Der in dem Abschnitt über stationäres Laufen beschriebene Drei-Stufen-Zyklus schafft genügend Kontinuität im Energieaufwand zur Gewinnung aerobischer Punkte. Ebenso ist es bei den von Ken ausgearbeiteten Programmen für zehnstufige Treppenabsätze, wie sie im 8. Kapitel zu finden sind.

Auch hier ist es am sichersten, Schuhe mit weichen Sohlen und kräftiger Spannstütze zu tragen, und im übrigen sollte man sich am Treppengeländer festhalten.

Radfahren im Stand

Ich habe den Eindruck, daß die Übung auf dem stationären Fahrrad (Standfahrrad, Fahrradergometer) – ein fest montiertes Gerät mit Lenkstange, Sitz, Pedalen und nur einem Rad – sich bei den Frauen mehr und mehr durchsetzt. Ein solches Gerät hat in der Tat viele Vorzüge; man hat es stets in greifbarer Nähe und kann bequem und in aller Stille trainieren; die ganze Familie kann ihren Nutzen davon haben (eine ausgezeichnete Physiotherapie für ältere Menschen!); es läßt sich unauffällig in einer Zimmerecke montieren; es ist ein schönes Geschenk zu Geburts- und Festtagen oder zu Jubiläen. Im Gegensatz zum normalen Fahrrad ist man auf ihm vor Straßenverkehr, Hunden und Neugierigen sicher. Tatsächlich ist es eines der beiden Übungsgeräte – das andere ist die Tretmühle –, für welches sich nach Kens Ansicht eine größere Ausgabe lohnt. Die meisten sonst angebotenen Heimtrainingsgeräte sind für aerobische Programme gar nicht verwendbar.

Wer Kens vorher erschienene Bücher gelesen hat, weiß, daß er im allgemeinen dagegen ist, für das Bewegungstraining, wenn man vom Kauf geeigneter Schuhe absieht, überhaupt Geld aufzuwenden, weil dies wirklich nicht nötig ist. Er hat schon allzu viele Leute kennengelernt, die sich irgendwelche Übungsgeräte anschafften und sie nur für kurze Zeit benutzten, bis ihr Enthusiasmus erlahmt war. Danach fühlten sie sich nicht nur betrogen, sondern empfanden einen Abscheu gegen jedes Training. Die meisten dieser Stoß-, Zug- oder Vibrationsgeräte dienen nur der Erhöhung der Muskelspannkraft, nicht aber dem Herz-Kreislauf-Training, und wenn sie auch nicht schaden, so bieten sie doch keinerlei gesundheitlichen Vorteil.

Ein Fahrradergometer jedoch kann sehr wirksam genutzt werden, wenn man beim Kauf gewisse Regeln beobachtet. Wählen Sie kein Gerät, mit dessen Lenkstange Ruderbewegungen ausgeführt werden, auch

keines mit Motorantrieb. Die passiven Bewegungen auf motorisierten Geräten bewirken keine Verbesserung des allgemeinen Zustandes von Herz und Lunge. Wichtig sind die folgenden vier Zubehörteile: ein Kilometerzähler, der anzeigt, wie »weit« Sie jeweils »gefahren« sind; eine Vorrichtung zum beliebigen Einstellen des Pedalwiderstands; ein Zeitmesser; ein Tachometer.

Angesichts der sehr verschiedenen Preislagen der angebotenen Standfahrräder wird man sorgfältige Erkundigungen einziehen, bevor man sich für den Kauf des einen oder anderen Typs entscheidet.

Die billigsten Modelle haben meist nicht die grundlegenden vier Zubehörteile, während die kostspieligsten mit Vorrichtungen wie einem Herzfrequenz-Kontrollgerät ausgerüstet sind, die für den normalen Hausgebrauch nicht benötigt werden. Bei den Modellen mittlerer Preislage wird im allgemeinen die obengenannte Standardausrüstung vorhanden sein. Aber noch ein paar andere Dinge sollten Sie beachten, wenn Sie die verschiedenen Typen miteinander vergleichen: bequemer, leicht einzustellender Sitz; fester, stabiler Rahmen; angenehme Höhe der Lenkstange und bequeme Griffstellung; leicht einzustellender Pedalwiderstand und weiche Pedalbewegung; angemessener Kettenschutz, damit die Kleidung nicht beschmutzt wird.

Haben Sie nun Ihr Standfahrrad erworben, so folgen Sie dem von Ken im 8. Kapitel gegebenen Hinweis zur Einstellung des richtigen Pedalwiderstands, um beim Üben die notwendige Pulsfrequenz zu erreichen, und bald werden Sie auf dem Wege zu einem guten aerobischen Fitness-Niveau sein.

Das Üben auf der Tretmühle

Wenn wir von der »Tretmühle« sprechen, so pflegen wir dabei an eine Situation zu denken, aus der man nie mehr herauskommt. Aber die Tretmühle, von der hier die Rede ist – eine Plattform mit Fließband, auf welcher man imstande ist, eine »Entfernung« zurückzulegen und normales Laufen zu simulieren, ohne sich wirklich fortzubewegen – kann uns jedenfalls dazu dienen, ein Ziel zu erreichen, nämlich das der aerobischen Fitness. Gleich dem Standfahrrad hat sie den Vorzug, daß sie nicht viel Platz braucht und von der ganzen Familie benutzt werden kann. Allerdings sind solche Geräte recht kostspielig.

Die billigeren Geräte werden durch die Muskelkraft des Benutzers angetrieben. Das wäre an sich kein Nachteil, doch um auf einer Tretmühle aerobisch wirksam zu trainieren, darf man sich nicht auf die

seitlich angebrachten Geländer stützen, und diese freihändige Technik ist bei gleichzeitiger Bemühung, das Fließband in Bewegung zu halten, nicht leicht zu erlernen.

Teurer sind die durch einen Motor angetriebenen Modelle, und die sehr kostspieligen haben Vorrichtungen und Eigenschaften, die für Forscher und Ärzte wichtig, für den privaten Benutzer aber ganz unnötig sind. Jedoch sind auch diejenigen für nichtberuflichen Gebrauch auf verschiedene Geschwindigkeiten einzustellen, und manche besitzen einen Mechanismus, mit dem der Neigungswinkel der Lauffläche verändert werden kann. (Auf einer ansteigenden Fläche bringt das Laufen mehr aerobische Punkte ein als auf einer ebenen, wie aus der weiter unten folgenden Tabelle ersichtlich ist.)

Jede Übung auf der Tretmühle soll, wie gesagt, ohne Gebrauch der Hände durchgeführt werden. Wählen Sie das Ihrem Alter entsprechende Geh- bzw. Lauftrainingsprogramm (S. 70–85), und führen Sie es in der Weise durch, wie Sie es beim Training im Freien tun würden. Wenn Sie auf einer ansteigenden Fläche zu laufen wünschen – manche Tretmühlen sind nicht mit einer Vorrichtung zum Verändern des Neigungswinkels ausgestattet, können aber einfach am vorderen Ende durch Blöcke angehoben werden –, dann sehen Sie auf der folgenden Tabelle die damit zu erreichenden zusätzlichen aerobischen Punkte.

Gehen bzw. Laufen einer Strecke von 1,6 km auf der Tretmühle bei verschiedenen Neigungswinkeln

Tretmühlentempo (km/h)	Für 1,6 km gebrauchte Zeit (Min.)	Neigung (Prozent):			
		0%	5%	10%	15%
16	6:00	6	7	9	–*
12	8:00	5	6	7	10
9,6	10:00	4	5	6	7
8,0	12:00	3	4	5	6
6,6	14:30	2	4	5	6
4,8	20:00	1	1½	2½	3
4,0	25:00	0	1	1½	2
		Neigung (Grad):			
		0°	3°	6°	9°

* Dies ist, außer für Olympiakämpfer, praktisch unmöglich.

Falls Ihre Tretmühle motorisiert und mit einem Tachometer ausgerüstet ist, haben Sie noch eine andere Möglichkeit, sich Ihre Punkte zu verschaffen: Lassen Sie das Gerät waagerecht, stellen Sie es auf eine der

Geschwindigkeiten der folgenden Tabelle ein und üben Sie so viele Minuten, wie für die Strecke von 1,6 km jeweils angegeben; die hierauf anzurechnende Punktzahl ergibt sich aus der Tabelle.

Punkte für das Gehen bzw. Laufen einer Strecke von 1,6 km auf einer motorisierten Tretmühle (ohne Neigung)

Tretmühlentempo (km/h)	Zeit für 1,6 km (Minuten)	Punkte
16	6:00	6
14,8	6:30	6
13,6	7:00	5
12,8	7:30	5
12,0	8:00	5
11,2	8:30	4
10,7	9:00	4
10,1	9:30	4
9,6	10:00	4
8,0	12:00	3
7,2	13:30	2
6,4	15:00	1
5,6	17:30	1
4,8	20:00	1

In diesem und dem vorhergehenden Kapitel haben Sie in die »Anatomie« der verschiedenen aerobischen Programme für Übungen im Freien und im Hause Einblick genommen. Im folgenden werde ich mehr auf den Menschen eingehen und darauf zu sprechen kommen, welche Wirkungen das Bewegungstraining im einzelnen auf unseren Körper haben kann – vom Skalp bis zur Fußsohle.

11. Aerobischfit von Kopf bis Fuß

Es mag übertrieben klingen, wenn ich sage, daß uns der therapeutische Wert des Bewegungstrainings in bezug auf sämtliche Bezirke des Körpers bestätigt worden ist – von der Kopfhaut bis zu den Zehennägeln und allem, was dazwischen liegt. Nach einem von Kens Vorträgen kam ein Mann auf ihn zu und erklärte: »Wissen Sie, ich habe etwas ganz Sonderbares festgestellt. Ich hatte immer Schmerzen an den Zehennägeln und das Gefühl, sie müßten im nächsten Augenblick abfallen, aber nachdem ich angefangen hatte zu trainieren, waren sie wieder in Ordnung.« Und was die Kopfhaut betrifft, so haben mehrere Leute berichtet, ihre Schuppenbildung hätte sich mit dem Trainieren gebessert oder sei verschwunden!

Nun – wahrscheinlich fielen diese Prozesse nur zufällig mit dem Training zusammen, auch sind sie unwichtig im Vergleich zu den Heilerfolgen bei weit ernsteren Gebrechen. Die Wirkungsbreite der aerobischen Therapie ist in der Tat so groß, daß ich sie wiederzugeben für gut halte, wobei ich am Kopf beginnen und bis zu den Füßen fortschreiten will. Wenn ich dies unternehme, wird es vielleicht so aussehen, als wollte ich das Bewegungstraining als Dr. Coopers patentiertes Allheil- und Wundermittel hinstellen, aber der erwiesene und noch mögliche Nutzen der wissenschaftlich exakt zugemessenen Übung bei vielen verschiedenen körperlichen Schädigungen ist zu bedeutend, um Ihnen vorzuenthalten, was wir von seiten der vielen Menschen in unserem Lande erfahren, die das Bewegungstraining praktizieren.

Zum Beispiel haben manche Leute Ken brieflich mitgeteilt, daß ihre Migräne durch die aerobischen Übungen nachgelassen habe. Kennzeichnend ist das folgende Schreiben von John Doherty jr. aus Greenlawn, New York:

> Ich hatte Migräne-Anfälle, die im Laufe von zwölf Jahren immer schlimmer wurden. Sie konnten durch alles mögliche ausgelöst werden. Schließlich hatte ich zwei oder drei solcher Anfälle in der Woche und befand mich ständig entweder in einer »Aura« – im Vorgefühl des Anfalls – oder im Zustand der Erholung vom Anfall. Ich war schon nahezu Invalide.
>
> Dann verlegte ich mich aufs Jogging und brachte es ganz langsam auf 30 Punkte. Wenn ich mich überanstrengte, bekam ich Migräne, und dies, wie auch schlechtes Wetter und schmerzende Knöchel,

hemmte meine Fortschritte. Aber schließlich erreichte ich doch die gewünschte Leistung – und dann bekam ich eine Migräne, die mich eine Woche lang völlig lähmte. Als es damit wieder besser wurde, war ich über den Berg. Seitdem hatte ich nur noch zwei Anfälle und einige Male jenes Vorgefühl davon.

Gegenwärtig findet eine weitere allmähliche Besserung meines Zustandes statt: längere Zeiträume zwischen den Anfällen, diese in milderer Form, raschere Erholung und geringeres Empfinden des kommenden Anfalls. Ich übe denselben Beruf aus wie vorher, mein Alltag verläuft auf die bisherige Weise, ich esse noch dasselbe, wiege etwa 5 Pfund weniger, wohne am selben Ort und habe den gleichen Streß und die gleichen Sorgen wie immer. Ich möchte keine Spekulation darüber anstellen, wieweit das Bewegungstraining jenen Zustand gebessert hat, aber das Jogging ist der einzige neue Faktor in der Gleichung.

Auch Ken hat keine Erklärung dafür, aber die individuellen Krankengeschichten laufen weiter bei uns ein. Zum Thema Kopfschmerzen und Krampfadern schrieb eine Dame aus Ohio:

Ich bin 40, Mutter von sechs Kindern zwischen 12 und 21. Schwere Krankheiten habe ich zwar nie im Leben gehabt, doch plagten mich, seit ich erwachsen bin, heftige chronische Kopfschmerzen, die immer zwei bis drei Tage anhielten; weiterhin litt ich seit meiner dritten Schwangerschaft vor siebzehn Jahren unter Krampfadern, und seit dieser Zeit mußte ich Gummistrümpfe tragen.
Nach der Lektüre von ›Bewegungstraining‹ begann ich mit dem Geh-Übungsprogramm in der Kategorie ›schlecht‹ und brachte es im Laufe von vier Monaten auf 29 Punkte. Jetzt bin ich schon seit zwei Monaten frei von Kopfschmerzen, und meine Krampfadern haben sich so sehr gebessert, daß sogar die Verfärbung geschwunden ist. Heute habe ich zum erstenmal seit 17 Jahren die Gummistrümpfe weggelassen. An den Knöcheln ist noch eine gewisse Verfärbung zurückgeblieben, aber nicht so deutlich zu sehen wie früher.

Krankhafte Venenerweiterung (Varikosität) tritt oft in Form fleckiger Bezirke um die Knöchel auf. Vielfach ist es eine Alterserscheinung, doch kann der Fall auch früher eintreten, oftmals als Folge von Schwangerschaft, starkem Übergewicht und Mangel an körperlicher Bewegung. Das Leiden hat seine Ursache in einer verringerten Elastizität der Venen, die sich dann ausbauchen, was zu Stauungen des Blutes und an den betroffenen Stellen zu Verfärbung führt.

Man kann nicht sagen, daß das Bewegungstraining die Varikosität heilen könnte, denn wenn sie sichtbar wird, sind die Blutgefäße bereits entartet. Immerhin gibt es viele Beispiele für das Eintreten einer Besserung, und andererseits ist es sicher, daß sich die Krampfadern noch verschlimmern, wenn man nicht wenigstens *etwas* dagegen tut. Ken empfiehlt den Varikosis-Patienten, sich zunächst mit ihrem Hausarzt zu beraten, dann eines der Übungsprogramme in Angriff zu nehmen und zu beobachten, wie sie darauf ansprechen, also gewissermaßen nach der »Versuchs- und Irrtums-Methode« vorzugehen. Aber er ist überzeugt, daß in vielen Fällen ein regelmäßiges Training günstige Veränderungen herbeiführen wird.

Nicht wenige Leute haben erklärt, sie hätten sich einige Zeit nach Beginn ihres Trainings andere Brillengläser verschreiben lassen müssen, da sich ihre Sehkraft verbessert habe. Wir wissen im Grunde nicht genug über diese Fälle, um eine Korrelation erkennen zu können, doch hat Ken einige Erfahrungen mit Patienten gemacht, die an einem Weitwinkel-Glaukom litten; bei dieser Krankheit entwickelt sich sehr langsam ein Druck im Auginneren, bis sich der Blick verschleiert – oder das Sehvermögen vollkommen verlorengeht. Wie er in »Bewegungstraining« berichtete, erwiesen sich die Übungen als nützlich zur Verminderung der Spannung und des Drucks im Augapfel.

Was die Zähne betrifft, so erklärt Kens Vater, der Zahnarzt ist, er könne die körperliche Fitness seiner Patienten an der Färbung ihres Zahnfleisches erkennen. Tatsache ist, daß Übungen von aerobischem Wert, sobald der Trainingseffekt erreicht ist, zu einer besseren Durchblutung (Vaskularisation) des Organismus führen, und dies zeigt sich nicht nur in gesünderem Zahnfleisch, sondern in einem verbesserten Gewebe im ganzen Körper. Aus demselben Grunde sind wir in der Lage, unzählige Fälle nachzuweisen, in denen sich im Maße des ausgeübten Trainings Blutdruck und Cholesterinspiegel senkten.

Auch unsere Haut ist natürlich Gewebe, und obwohl Ken nicht garantieren kann, daß das Bewegungstraining zum Beispiel ein Doppelkinn beseitigen und Tränensäcke unter den Augen straffen wird, hat er doch immer wieder die Tendenz zur Verjüngung im Aussehen beobachtet – zu einer leichten Rötung der Wangen und einem deutlichen Wandel in der Beschaffenheit des Hautgewebes. Erst vor ein paar Tagen kam er heim und erzählte mir von einem Mann in den mittleren Vierzigern, den er gerade getestet hatte. Seine Haut wirkte so frisch und jugendlich, als sei der Alterungsprozeß bei ihm aufgehalten oder gar rückgängig gemacht worden.

Falls Sie die Vorstellung vom Schwitzen beim Training schreckt, so

denken Sie bitte einmal daran, daß sich gerade dies recht günstig auf Ihre Haut auswirkt. (Das Wort »schwitzen« erinnert mich an die bekannte Redensart: »Pferde schwitzen, Herren transpirieren und Damen erglühen.« Beim Bewegungstraining sollte sich jeder – die Damen inbegriffen, darauf einstellen, einfach zu *schwitzen.*) In »The New Aerobics« erwähnte Ken den Fall von Mrs. Martha Frank aus Lake Village, Arkansas, bei welcher im Zuge des aerobischen Lauftrainings die Beine buchstäblich eine neue Form annahmen. Ich lasse hier den Kommentar von Mrs. Frank zur Wirkung des Schwitzens auf ihren Teint folgen: »Wenn Sie Ihr Buch für die Frauen schreiben«, erklärte sie kürzlich in einem Brief, »dann sagen Sie ihnen, daß bei mir das starke Schwitzen während des Trainings eine reinigende Wirkung auf meinen Teint hatte, die in nichts derjenigen nachsteht, die durch die Sauna erreicht werden soll. Ich brauche keine Feuchtigkeitscreme mehr, vermutlich, weil die Drüsen beim Laufen stärker arbeiten müssen und dadurch aktiviert werden. Und die Haut an meinen soviel fester gewordenen Beinen bekommt keine blauen Flecke mehr, wie es früher beim geringsten Anstoßen der Fall war; auch die beginnenden kleinen Venenschäden haben sich verringert.«

Ken ist gleich Mrs. Frank der Ansicht, daß das Schwitzen beim Training einen reinigenden Effekt auf die Haut hat und oft die Anwendung von Medikamenten und Kosmetika überflüssig macht. Meine eigene Erfahrung bestätigt mir dies – ich habe ab und zu Ärger mit Hautpusteln im Gesicht, aber wenn ich trainiert habe, bekomme ich meist bald wieder einen reinen Teint.

Vor ein paar Jahren bekam Ken einen interessanten Brief von einer führenden amerikanischen Allergie-Spezialistin. Sie berichtet darin, daß bei einigen Patientinnen, die auf ihre Veranlassung mit aerobischem Training begonnen hatten, die Allergie sich abschwächte. Sie habe den entschiedenen Eindruck, sagte sie, daß zwischen schwerer Allergie-Anfälligkeit und dem Grad der Fitness ein Zusammenhang bestehe. Ken meint, sie könne damit recht haben, wenn er auch keine wissenschaftliche Erklärung dafür hat.

Viele an Asthma Leidende haben auf jeden Fall sehr gut auf das Training angesprochen. Im allgemeinen ist die körperliche Leistungsfähigkeit bei Asthmatikern überaus schlecht. Bereits in der Kindheit werden sie von der Teilnahme am Turnunterricht und sportlichen Veranstaltungen befreit, da sie bei jeder körperlichen Übung gleich zu Anfang Atemnot bekamen. Dennoch konnten manche solcher Patienten bei sorgfältig überwachten, allmählich gesteigerten Übungen ihre Kondition wesentlich verbessern. Annette Racaniello, eine junge Frau,

die am Cortland State Teachers' College in New York State ihr zweites Studienjahr für Leibeserziehung im Hauptfach absolvierte, erreichte, obwohl sie mit einem allergischen Bronchialasthma zu ringen hatte, ein so hohes Fitness-Niveau, daß sie ein Stipendium von der American Association for Health, Physical Education and Recreation bekam. Man wird wohl verstehen, daß wir uns nach dem folgenden Brief von Annette ein wenig wie stolze Eltern fühlen.

»Diese Woche bin ich rund 4 1/2 Meilen geschwommen, und bis zum Wochenende werde ich etwa 6 Meilen gelaufen sein. Gelegentlich habe ich allerdings noch mit dem Asthma zu tun, aber das Bewegungstraining hat mir mehr geholfen als *jede* medikamentöse oder desensitisierende Behandlung. Ohne Sie hätte ich keines meiner Stipendien zum Studium der Leibeserziehung erlangt. Mit Ihrem Trainingsprogramm erlebte ich ein einzigartiges Beispiel physischer Erneuerung, wie ich es, ohne es an mir ausprobiert zu haben, niemals für möglich gehalten hätte.«

Asthma greift die Lungen in besonderem Maße durch Erschwerung und Beschleunigung des Atmens an, und diese zusätzliche Belastung ist mit derjenigen vergleichbar, die durch das Husten bei Emphysem, Tuberkulose und Bronchitis verursacht wird. Bei jeder dieser Krankheiten sind Übungen aerobischen Charakters – die ja vor allem dazu dienen sollen, die Lunge zu stärken und ihre Luftverarbeitungskapazität zu steigern – mit gutem Erfolg angewandt worden.

Was die Herz- und Gefäßkrankheiten betrifft, so müßte ich, falls Sie sich der vorbeugenden Wirkung des Bewegungstrainings noch immer nicht bewußt geworden sind, eigentlich meine Schreibmaschine begraben und ein Gelübde des Schweigens ablegen. Die Möglichkeiten der Rehabilitation zeigte der im 5. Kapitel zitierte Brief von »Mrs. Paxton« über ihre Rückkehr zum normalen Leben. Hunderte von anderen Herzkranken mit aerobischer Therapie könnten ähnliches berichten.

Der Verringerung von Streß und Verkrampfung sind die Übungen ebenfalls förderlich; sie bilden damit einen Faktor für die Senkung des Blutdrucks und wirken auch der Übersäuerung entgegen, welche die Magenschleimhaut angreift und zur Entstehung von Magengeschwüren beiträgt. Ken zitierte einen der fachmedizinischen Artikel über diese antiulcerogene Wirkung, als im Jahre 1968 sein erstes Buch erschien, und seitdem sind noch weitere Dokumentarstudien veröffentlicht worden, die diesen Effekt bestätigten.

Diabetes beruht auf der herabgesetzten Fähigkeit des Organismus, Zucker zu assimilieren. Vor allem erwachsene Zuckerkranke haben, um die notwendige Insulinzufuhr einzuschränken, körperliche Übungen mit Spezialdiät und Abmagerungskuren kombiniert. Kürzlich ist nachgewiesen worden, daß Diabetiker bei guter Kondition besser auf Insulin ansprechen und infolgedessen weniger davon benötigen.

Da ich im 3. Kapitel bereits vom Training im Zusammenhang mit Menstruation, Schwangerschaft und Menopause gesprochen habe und da im 12. und 13. Kapitel noch von aerobischen Übungen in Kombination mit der Abmagerungsdiät und in Verbindung mit dem Prozeß des Alterns die Rede sein wird, will ich auf dieses Gebiet der aerobischen Therapie hier nicht eingehen. Zweierlei Beschwerden möchte ich aber doch erwähnen: die Verstopfung und – was besonders Frauen beunruhigen kann – den Harnfluß.

Ken sagt: »Einen Jogger, der unter Verstopfung leidet, gibt es nicht.« Die körperliche Bewegung übt einen Reiz auf die Gastrointestinalmuskeln aus und wirkt damit anregend auf die Darmtätigkeit. Sie hat den gleichen Erfolg wie ein Abführmittel. Regelmäßig betriebener Sport ergibt regelmäßige Entleerung; darauf kann man sich verlassen.

Über den Harnfluß – das Unvermögen, den Harn zurückzuhalten – wird aus begreiflichen Gründen nicht gern gesprochen. Sich jedesmal wenn man hustet, lacht oder niest die Hosen naß zu machen, ist ärgerlich, unangenehm und ausgesprochen peinlich. Doch leiden Frauen nicht selten darunter, besonders häufig nach Schwangerschaften. Ursache ist eine Zystozele – eine Schwächung der Blasenwand –, die durch einen chirurgischen Eingriff, manchmal auch einfach durch bewußtes Kontrollieren des Schließmuskels behoben werden kann. Solche als Ventil wirkenden Muskeln haben die Funktion, Ausführungsgänge im Körper abzuschließen. Einer dieser Muskeln befindet sich am Ausgang der Harnröhre; er kann willkürlich verengt werden. Viele Frauen stellten mit Überraschung fest, daß ihre Schwierigkeiten mit dem Harnfluß sich verringerten oder verschwanden, nachdem sie mit der Durchführung eines Übungsprogramms begonnen hatten. Nach Kens Überzeugung liegt die Erklärung darin, daß sich diese Frauen unbewußt bemühten, den Schließmuskel während der 10, 15 oder 20 Minuten des Trainings geschlossen zu halten. Theoretisch wäre es möglich, den Muskel durch *bewußtes* Schließen und Öffnen neu zu kräftigen und so die Kontrolle über ihn zu gewinnen.

Wenn ich behaupte, Sie werden sich bei körperlichem Üben weniger müde fühlen und andererseits besser schlafen, so mag das widersprüch-

lich scheinen. Dennoch ist es so. Kens Untersuchungen im Rahmen des Programms für bemannte Raumfahrt und andere von ihm durchgeführte Studien, ebenso zahllose »inoffizielle« Berichte von Trainierenden, haben dies bestätigt. Da viele Systeme des Körpers – das Herz-Kreislauf-, Atmungs-, Verdauungs- und Muskelsystem – empfänglich für den aerobischen Trainingseffekt sind, funktionieren sie alle wirksamer und mit weniger Anstrengung; sie halten Energie in Reserve, verschonen uns vor Ermüdung und lassen uns munterer bleiben. Gehen wir dann abends zu Bett, so sind wir entspannt. Die nun empfundene Müdigkeit ist von jener guten, gesunden Art, die uns rasch in Schlummer sinken läßt und uns tatsächlich die Möglichkeit gibt, in verhältnismäßig wenigen Stunden des Schlafs genügend auszuruhen. Ken und ich kennen bisher niemanden, der Bewegungstraining treibt und nennenswert unter Schlaflosigkeit leidet.

Mit der so erworbenen Fähigkeit zur Entspannung gehen in unserem Nervensystem gewisse physiologische Veränderungen vor sich. Der trainierte Mensch ist weniger deprimiert oder hypochondrisch. Es liegen sogar Hinweise auf Verringerung der Geistesabwesenheit bei der Arbeit sowie auf eine Tendenz zur Einschränkung von Unfällen und zur Steigerung der Produktivität vor.

Seelische Ausgeglichenheit trägt wesentlich zu gesundem Schlaf bei und befreit oft auch von Angstgefühl. Eine von Kens Luftwaffenstudien über »Furchtreaktionen« macht deutlich, daß jemand, der regelmäßig trainiert, weniger leicht als andere nervös oder aufgeregt wird. Bei Tests an untrainierten Männern stellte er fest, daß das Herz der Probanden schon vor der Übung zu rasen begann. Bereits der Gedanke an die bevorstehende Prüfung versetzte sie gewöhnlich in Panik, wie ihre Herzfrequenz zeigte. Der Puls stieg manchmal, bevor sie zum Laufen ansetzten, auf 120. Waren dieselben Leute späterhin trainiert und körperlich in Form, so sahen sie meist der bevorstehenden Prüfung mit merklich geringerer Furchtreaktion entgegen; die Herzfrequenz stieg dann vor dem Lauf kaum über 65 oder 70. Auch schienen sie weniger geneigt, sich über den Streß des Alltags zu ärgern oder zu beunruhigen.

Bis zuletzt habe ich mir ein Gebiet der aerobischen Fitness aufgehoben, von dem ich nicht recht weiß, wie ich es bezeichnen soll – geistig, psychisch oder emotional. Was Ken einmal in einem Call-in-Rundfunkprogramm (Sendungen, bei denen sich die Zuhörer telefonisch einschalten können) erlebte, wird vielleicht einen gewissen Hinweis darauf geben, was ich meine. Eine junge Mutter rief ihn an und erklärte, sie sei 29 Jahre alt und laufe vier- oder fünfmal in der Woche 2 Meilen,

wobei sie ihre Kinder mitnehme. »Dieses Trainingsprogramm bringt noch einiges zustande, das Sie in Ihrem Buch nicht erwähnten«, sagte sie. »Ich denke an Imponderabilien wie die neue Einstellung, die ich zu meinen Kindern bekommen habe, und das Verhältnis zu meinem Mann. Natürlich können Sie diese Dinge nicht durch Messung des Blutdrucks oder des Sauerstoffverbrauchs nachweisen, dennoch sind sie ganz real, und sie sind wichtig für die Qualität unseres Lebens.«

Vielleicht heißt das Wort, nach dem ich suche: Kompatibilität. Es gibt, wie ich annehme, nicht viele Ehepaare, die nicht dann und wann einen kleinen Disput miteinander haben. Ken findet zur Klärung unseres Himmels nichts besser geeignet als eine tüchtige körperliche Anstrengung, und wenn einmal hitzige Worte zwischen uns fallen, sagt er gewöhnlich, er wolle nur eben ein bißchen vor die Tür gehen und laufen. Das gibt uns beiden Gelegenheit zur Abkühlung, und wenn er zurückkommt, sind wir beide bereit zum Nachgeben.

Was mich betrifft, so hat mir das Üben im allgemeinen geholfen, meine Reizbarkeit zu zügeln und ernsthafter zu versuchen, einer Stelle im ersten Korinther-Brief gemäß zu leben, die mir sehr viel bedeutet:

»Die Liebe ist langmütig und freundlich, die Liebe eifert nicht, die Liebe treibt nicht Mutwillen, sie blähet sich nicht, sie stellet sich nicht ungebärdig, sie suchet nicht das Ihre, sie läßt sich nicht erbittern, sie rechnet das Böse nicht zu, sie freuet sich nicht der Ungerechtigkeit, sie freuet sich aber der Wahrheit; sie verträgt alles, sie glaubet alles, sie hoffet alles, sie duldet alles.

Die Liebe höret nimmer auf, so doch die Weissagungen aufhören werden und das Zungenreden aufhören wird und die Erkenntnis aufhören wird.«

12. Die liebevolle Hinwendung zu Diät und Bewegungstraining

Wer immer Sie sind – etwas Großartiges ist Ihnen gelungen: Sie selbst zu sein.

Als Beginn einer Erörterung über Diät und Training mag sich das eigenartig anhören. Aber da ich viel darüber nachgedacht habe, auf welche Weise ich selbst mich meinem Ziel am besten nähern könnte, bin ich zu dem Schluß gekommen, daß eine positive Einstellung wesentlich ist. Ohne diese wird man sich zu nichts aufschwingen und seinen Absichten nicht treu bleiben. Es nützt nicht das geringste, wenn ich mir die Haare raufe und mir Vorwürfe mache, weil ich nicht immer das tue, was ich meiner Meinung nach tun sollte. Grundsätzlich muß ich, wenn ich überhaupt Fortschritte machen will, mich selbst bejahen, meine Fähigkeiten anerkennen und eine nachsichtige Haltung gegenüber meinen Schwächen einnehmen. (Ich wäre entsetzt, wenn irgend jemand, der dies liest, glaubte, ich wäre nicht schwach, es würde mir nicht schwer, regelmäßig zu üben und auf mein Gewicht zu achten, und ich müßte mich nicht immer wieder von neuem dazu aufraffen.)

Erstens habe ich einen kaum zu bändigenden Appetit. Wer das Glück hat, nicht unter diesem besonderen Zwang zu leiden, wird ihn schwer verständlich finden. Wenn Sie zu denen gehören, die taub gegenüber dem Sirenengesang einer Erdnußspeise sind, die kühlen Auges auf einen üppigen Nachtisch blicken, dann werden Sie wohl den Kopf schütteln über uns andere, die wir so empfänglich für Leckerbissen sind und überhaupt dazu neigen, zuviel zu essen. Es wäre schwierig für Sie, sich ein Bild davon zu machen, welche Herausforderung es bedeutet, Tag und Nacht, Woche für Woche die Disziplin des Aufhörens und Widerstehens zu üben.

Eine gute Methode, die eigenen Untugenden zu verstehen und zu respektieren und mit ihnen fertig zu werden, ist es, wie ich festgestellt habe, sie mit denjenigen anderer Leute zu vergleichen. Nichtraucher zum Beispiel – wie ich – finden es schwer einzusehen, warum der Raucher ein so heftiges Verlangen nach dem Tabak verspürt. Wenn ich dann aber an meinen Heißhunger denke, weiß ich seine Anstrengung, das Rauchen einzuschränken, durchaus zu würdigen. Ruhige, besonnene Naturen können nicht verstehen, warum ein redseliger Mensch – wie ich – unentwegt darauflosschwatzt, während ich meinerseits vor

jeder Stille, auch wenn ich nicht allein bin, erschrecke. Leuten mit Sitzfleisch ist der Gedanke an sportliche Betätigung unangenehm, energiegeladene Leute aber finden gar nichts Komisches bei dem berühmten Wort: »Sobald ich das Bedürfnis habe, mir Bewegung zu verschaffen, lege ich mich hin, bis es vorüber ist.« Als Abstinenzlerin kann ich das Vergnügen, welches viele Männer und Frauen daran haben, ein paar Cocktails zu nehmen, nicht begreifen, und selbst Leute, die um der Geselligkeit willen mittrinken, sind fassungslos vor der schrecklichen Besessenheit, die manche Menschen zu gewohnheitsmäßigen Trinkern und Alkoholsüchtigen werden läßt.

Aus der Nähe besehen haben die meisten von uns Laster dieser oder jener Art und auch einige weiche Stellen in ihrer Willenskraft. Was die eine fast spielend fertigbringt, kostet die andere ungeheure Überwindung. Die Hauptsache ist, sich zu nehmen als das, was man ist. Wenn wir ein Ziel anstreben, das eine Änderung der bequemen, gewohnten Routine notwendig macht, so brauchen wir dazu guten Willen, etwas Nachgiebigkeit gegen uns selbst, Sinn für Humor und die Bereitschaft, es weiterhin zu versuchen. Wenn Sie unbeugsam zu sich sagen: »Ich muß dies tun, und ich bin erbärmlich, wenn ich es nicht tue«, dann blockieren Sie damit nur Ihren Start. Ich will keineswegs dazu auffordern, Entschuldigungen für ein Versagen zu suchen, sondern empfehle nur, realistische Erwartungen an sich zu stellen.

Erkennen Sie Ihre Gaben. Rechnen Sie sich all das Gute, was Sie sind und tun, zum Verdienst an, *auch wenn es von selbst kommt.* Werten Sie einen Erfolg oder ein Talent nicht einfach deshalb ab, weil Sie nicht dafür kämpfen oder leiden mußten. Schätzen Sie sich aufrichtig. Weder riskieren Sie, arrogant zu werden, noch steuern Sie dem Untergang zu, wenn Sie sich etwas verdienten Stolz gestatten, ob es sich um Ihre gut gehaltene Kleidung oder um Ihre peinlich saubere Wohnung handelt.

Geben Sie einen Fehler ruhig zu. Mag ehrliche Selbstachtung schwerfallen, ehrliche Selbstkritik ist noch schwerer. Wir Amerikaner scheinen besonders zu Euphemismen zu neigen und die Dinge nicht einfach bei ihrem Namen zu nennen. Ein Dicker ist rundlich, beleibt, korpulent, kräftig, massig, aber – um Gottes willen! – niemals dick. Jemand, der so viel trinkt, daß man schon von Alkoholismus sprechen kann, bechert, zecht, hebt einen über den Durst, ertränkt seine Sorgen – ein Säufer ist er nicht. Wir sind nicht krank, sondern fühlen uns unwohl, sind indisponiert, haben Beschwerden oder das Wetter setzt uns zu. Und so geht es weiter ohne Ende. Kein Wunder, daß Roget ein Lexikon damit zusammenbekam. Doch zu einem von Kens erfolgreichsten

Patienten, einem hohen Luftwaffenbeamten, hatte seine Frau eines Tages gesagt, während sie einen ernsten, abschätzenden (und wahrscheinlich von einem Seufzer begleiteten) Blick auf ihn warf: »Schatz, du wirst alt – und dick wirst du auch.«

Ihr Gatte nahm es wie ein Mann. Er sagte: »Ja, ich denke, du hast recht.« Heute, nach drei Jahren mit viel Diät und Training, wirkt er nach Erscheinung, Blick und Vitalität viel jugendlicher. Freilich ist er kein junger, aber ein neuer Mann. Ich frage mich oft, was wohl aus ihm geworden wäre, wenn seine Frau gesagt hätte: »Schatz, in deinem graumelierten Haar siehst du wirklich recht distinguiert aus.«

Die Leiter eines amerikanischen Programms gegen den Alkoholismus und die meisten anderen Experten dieser Krankheit können bei einem dem Trunk Ergebenen nicht eher mit ihrer Hilfe einsetzen, als bis er zugibt, daß er das Trinken nicht sein lassen kann. Psychiater sind so lange machtlos gegen die zerstörerischen Wutanfälle eines Patienten, bis dieser sagen kann: »Ich bin wütend.« Man kann nicht das geringste gegen sein Übergewicht oder den Verfall seines Körpers unternehmen, solange man nicht seine rosige Brille absetzt.

Haben wir dies als unser persönliches Problem erkannt, so bietet sich uns in der Kombination von Diät und Training ein außerordentlich wirksames Mittel zur Verringerung unseres Gewichts bei gleichzeitiger Festigung des Körpergewebes – weit wirksamer, als wenn wir entweder nur eine Abmagerungskur oder nur das Training durchführten. Als ein ziemlich extremes und recht überzeugendes Beispiel dafür, wie sich die Einsicht in den eigenen Zustand geltend macht, möchte ich den Fall meiner Schwester Alice anführen.

Alice ist eine von Natur hübsche Frau in den frühen Vierzigern, mit besonders sanften, weiblichen Zügen, die mir abgehen. Sie ist 1,65 m groß, hat eine samtweiche Haut, glänzendes Haar, eine ansprechend geformte Nase und schöne Hände, dazu eine angenehm singende Stimme – und bis vor ganz kurzer Zeit wog sie 110 Kilo.

Vielleicht ist man darüber im ersten Augenblick entsetzt, wird aber gleich darauf sagen: »Nun, Gott sei Dank, sooo schlimm ist es bei mir nicht!« Ja – aber manchmal kann es schwerer sein, acht Pfund abzunehmen als achtzig. Wenn es mit unserem Gewicht nicht gar so schlimm steht, können wir uns ja »immer noch« darum kümmern, nicht wahr? Und dann schieben wir dies auf unbegrenzte Zeit hinaus.

Eine erste Ahnung von ihrem Zustand bekam Alice bei einer Hochzeitsfeier in unserer Familie, als Ken eine auffällige Verschlimmerung der Krampfadern an ihren Beinen feststellte. (Wie alle übrigen Verwandten hatte er bisher vermieden, ihre Fettleibigkeit zur Sprache zu

bringen, weil er wußte, wie empfindlich sie in diesem Punkt war. Aber jetzt war die Varikosität bei ihr derartig gesteigert, daß die Venen des einen Beins bereits »näßten«. Die ödematöse Schwellung des Gewebes hatte eine Form angenommen, bei welcher eine durch Daumendruck entstandene Vertiefung eine Stunde oder länger stehenbleibt.)

»Alice, *wieviel* wiegst du?« fragte Ken.

»Ich weiß nicht.«

»Also höre, du wirst dieses Bein und vielleicht dein Leben verlieren, wenn du dir nicht klarzumachen versuchst, was mit dir los ist. Geh jetzt sofort hinein und stell dich auf die Waage.« Er war so wütend und sie so erschrocken, daß ich zum mindesten das Ende unserer freundschaftlichen Familienbeziehungen gekommen glaubte.

»Ich habe aber gerade gegessen, Ken«, wandte sie ein.

»Alice, *geh hinein und wiege dich.*«

Es waren 110 kg. Später gestand sie, in den letzten zehn Jahren nie weniger als 90 kg gewogen zu haben, und sie war fest davon überzeugt, daß dies nicht anders werden könnte.

»Wenn du nach Hause kommst«, redete Ken auf sie ein, »mußt du überall, wohin du blickst, Schilder mit der Aufschrift ›110‹ anbringen – an den Wänden, am Kühlschrank, an der Skala der Waage und so weiter. Aber bevor du das tust, wirst du ins Krankenhaus gehen müssen, weil du dicht daran bist, dieses Bein zu verlieren.«

Am nächsten Morgen ging Alice ins Krankenhaus; sie blieb dort einen Monat. Man zog ihr Flüssigkeit ab und hielt sie bei Diät, worauf sie um 10 kg abnahm. Es wurde eine kleine Schilddrüsenstörung bei ihr festgestellt – jedoch nicht stark genug, um das enorme Übergewicht zu erklären.

Während des ganzen Krankenhausaufenthalts war Alice sehr deprimiert. Die eingeschränkte Kost machte ihr solchen Kummer, daß sie öfters ihren Mann bat, ihr heimlich etwas Zusätzliches zu essen zu bringen. Wenn meine Mutter sie besuchte, verbarg sie den Kopf unter der Decke und weinte. Mein Vater, der gerade eine erfolgreiche Abmagerungskur zur Beseitigung eines Leidens hinter sich hatte, machte sie nervös mit seinen ständigen Predigten. Er pflegte den Diätköchinnen zu sagen, sie täten ihr dreimal soviel auf das Tablett, wie es richtig sei.

Als sie das Krankenhaus verließ, mußte Alice zur Kenntnis nehmen, daß die Schlacht kaum begonnen hatte. Der Arzt riet ihr, das Abendbrot im Hause unserer Eltern einzunehmen, da meine Mutter, die in einer Krankenhausküche Diätmahlzeiten bereitet, Erfahrung in der Zusammenstellung vielseitiger, aber zu Gewichtsverlust führender Me-

nüs hatte. Zugleich entwarf Ken speziell für sie ein Bewegungstrainingsprogramm – morgens Radfahren auf der Stelle und abends Spazierengehen – und bat sie, täglich ihr Gewicht zu registrieren und ihm jede Woche über ihre Fortschritte zu berichten.

Alice zeigte weiterhin Hoffnungslosigkeit. Der zurückzulegende Weg schien so endlos! Wie wir alle, fand sie natürlich Ausflüchte. Mein Vater treibt ebenfalls Bewegungstraining, und wenn er sie nach dem Essen manchmal drängte, mit ihm zu einem Spaziergang hinauszukommen, klagte sie gewöhnlich über Schmerzen und Blasen an den Füßen. Oft sagte sie zu Ken, wie sehr ihr das alles zuwider sei. Aber keiner von uns ließ sie in Ruhe. (Es gibt Zeiten, in denen wir wirklich Leute nötig haben, die uns ein bißchen triezen.)

Und langsam kam die Wendung. Eines Tages sah Alice an sich herab, und ihre Beine waren so sehr verändert, daß sie es kaum glauben wollte. Sie probierte das Kleid an, das sie getragen hatte, als Ken sie das erstemal aufforderte, sich zu wiegen; jetzt verschwand sie buchstäblich darin. Allein die Oberarme hatten, wie sie feststellte, 10 cm weniger Umfang. Und als ihre 23jährige Tochter und ihr Mann kamen, sie zu besuchen, konnten sie auf einer zweieinhalb Kilometer weiten Wanderung nicht mit ihr Schritt halten.

Bis heute hat Alice um 24 kg abgenommen; das Ziel ist noch fern, und wie die Alkoholiker, die eine Entwöhnungskur durchmachen, wird sie ständige Ermutigung und Hilfe brauchen. Aber die durch Diät und Training schon erreichte Gewichtsabnahme hat auch zu unwägbaren Gewinnen geführt, die ihr helfen werden, das letzte Stück Weges zu gehen: sie hat ein ganz neues Gefühl der Selbstachtung und des Selbstvertrauens.

In erster Linie hat sie sich zu einer total andersartigen Lebensweise erzogen. Sie hat gelernt, sich ihre diätetischen Mahlzeiten zu Hause zuzubereiten und widersteht tapfer der Versuchung zu mogeln. Jeden Tag radelt und wandert sie und läßt sich nicht von »wohlmeinenden« Leuten aus dem Konzept bringen, die ihr sagen: »Sie sehen so furchtbar überanstrengt aus, hoffentlich ist es nicht zuviel für Sie« oder »Ich weiß, Sie wollen ja abnehmen, aber Ihr Gesicht ist gar nicht mehr so zart und schön wie früher.« (Alice ist sich darüber klar, daß ihr hübsches Gesicht deshalb alle Aufmerksamkeit auf sich gezogen hatte, weil sonst nicht viel an ihr zu bewundern war.)

Ich bin fest überzeugt, daß der Kern des Problems meiner Schwester in ihrem damaligen Unvermögen bestand, *sich einzugestehen, was aus ihr geworden war*, und daß die Lösung des Problems sich abzuzeichnen begann, sobald sie es *als ein solches erkannte*.

Noch ein letztes Wort über meine Schwester. Über der Haustür haben meine Eltern eine Wanduhr mit einem fröhlichen Kinderpaar. Jedesmal, wenn die Uhr schlägt, schwingen der Junge und das Mädchen abwechselnd ein und aus. Alice haßte dies. »Sieh dir die beiden an«, sagte sie, »sie sehen so zufrieden aus. Ich kann Leute nicht verstehen, die aussehen, als wären sie immer nur glücklich.« Jetzt beginnt Alice zu verstehen – und die Zeit, einst der Dieb und Feind, ist jetzt ihr Verbündeter.

Bewegungstraining, kombiniert mit einer Abmagerungskur

Es lohnt sich, noch einmal zu wiederholen, daß die auf Verringerung der Kalorien beruhende Diät und das regelmäßig betriebene Training eine natürliche Kombination darstellen, da beide auf das gleiche Ziel gerichtet sind und beide tägliche Anstrengung und Beharrlichkeit erfordern, die nicht von selber kommen. Wir wollen nochmals die einzelnen, Diät und Training betreffenden Fakten durchgehen:

Mit dem Trainieren allein ist eine *rasche* Gewichtsabnahme nicht möglich, obwohl man dabei schlanker wird. Fast mit Sicherheit aber verliert man einiges Gewicht durch energisches Üben während eines längeren Zeitraums.

Beispiel: Wenn man 1,6 km in 20 Minuten marschiert oder in 8 Minuten läuft, werden im Körper 75–100 Kalorien verbrannt. Nehmen wir an, Sie laufen fünfmal in einer Woche 2,4 km, wobei insgesamt etwa 750 Kalorien verbrannt werden. Um ein halbes Kilo zu verlieren, muß man ungefähr 3300 Kalorien verbrennen, und demnach müßten Sie, um dies zu schaffen, in der obengenannten Weise einen Monat lang trainieren, ohne Ihre Ernährungsgewohnheiten zu ändern. Wenn Sie dies weiterhin durchführen, werden Sie nach 6 Monaten 3 kg, nach einem Jahr 6 kg abgenommen haben. Das ist kein spektakulärer Erfolg, aber der kumulative Effekt kann zu Ihrem Vorteil arbeiten.

Durch Kombination eines aerobischen Übungsprogramms von mäßiger Intensität – Jogging, Radfahren, Schwimmen, Laufen auf der Stelle – mit einer niederkalorigen Diät können Sie bedeutend schneller eine Gewichtsabnahme erzielen, und dabei werden Sie nur Fettgewebe verlieren, ohne Muskelmasse zu opfern. (Bei einer reinen Fastenkur mit Wasser und Vitaminpillen würden Fett und Muskeln in gleicher Weise abnehmen, und das Resultat wären lockere, unschöne Gewebe.) Die Kombination eines wohlausgewogenen, kalorienarmen Ernährungs-

programms mit Training ergibt am ganzen Körper glatte, feste Gewebe, und zwar keine muskelstrotzenden, sondern solche vom »Bikini-Typ«.

Zweites Beispiel: Reduzieren Sie Ihre gewohnte Tageskost um 500 Kalorien und verbrennen Sie weitere 750 Kalorien durch Übungen an 5 Tagen in der Woche. Bei dieser Methode können Sie mit einem wöchentlichen Gewichtsverlust von etwa einem Kilogramm bzw. vier Kilogramm im Monat rechnen (für den normalen Patienten, finden die Ärzte, ist eine Abnahme von $1/2$ bis 1 kg pro Woche unbedenklich).

Allerdings kann ein *leichtes* Training – etwa eine Wanderung von 20 Minuten – appetitanregend wirken, auch kann ein einziges Glas Likör nach der Übung die soeben verbrannten 100 Kalorien wieder ersetzen. Das sollten Sie beachten. Dagegen wird eine der anstrengenderen Übungen den Appetit eher unterdrücken (hierbei wird das Blut vom Magen abgeleitet, was das Verlangen nach Nahrung vermindert), weshalb Ken sehr dazu rät, kurz vor der Mahlzeit zu trainieren.

Die Übungen können Sie zur Verbrennung bestimmter Kalorienmengen nutzen, indem Sie sich an die von Ken aufgestellten Zusatztabellen im Anhang, S. 167-169, halten. Er hat hier annähernd hundert der bekannteren Nahrungsmittel und Getränke in üblicher Zubereitungsform nach ihrem kalorischen Wert dem genauen Ausmaß an aerobischer Übung gegenübergestellt, die notwendig ist, um die betreffende Kalorienmenge abzubauen. Es mag nicht angenehm sein, zu erfahren, daß man zum Beispiel, um die 120 Kalorien einer Vierteltafel Schokolade wieder loszuwerden, 2,4 km in 30 Minuten gehen oder in 8 Minuten laufen oder 4,8 km in 12 Minuten mit dem Fahrrad zurücklegen muß, aber es ist ein prächtiges Training der Willenskraft.

Wie immer man es betrachtet – diese Tabellen können eine äußerst wertvolle Hilfe sein, ob man nun beabsichtigt, mit den Übungen den Kalorienüberschuß auszugleichen oder das ausgesprochene Ziel verfolgt, auf dem Wege über das Bewegungstraining eine Gewichtsabnahme herbeizuführen.

Auch eine Veränderung des Stoffwechsels ist möglich, wenn Diät und Training kombiniert werden. Ken hat eine Anzahl von Fällen überwacht, in welchen das Körpergewicht auf diese Weise bis zum idealen Stand reduziert wurde und sich auch dann nicht wieder erhöhte, als die vor der Diätkur gepflogenen Ernährungsgewohnheiten wiederaufgenommen wurden. Ein wesentlicher Faktor war dabei allerdings stets, daß weiterhin regelmäßig geübt wurde.

Für dicke Leute ist der Gedanke, womöglich ihr ganzes Leben hindurch Diät halten zu müssen, recht niederdrückend, und das fürchten die

meisten, weil sie den bösen Zyklus des ständigen Zu- und Abnehmens bereits zur Genüge an sich erfahren haben; ihnen möchte ich sagen, daß es Männer wie auch Frauen gibt, die abnehmen und später wieder fast dasselbe essen wie früher, und zwar *ohne* zuzunehmen. Das eröffnet eine viel freundlichere Aussicht, denn die Plage der Diät wird damit zu etwas zeitlich Beschränktem, Vorübergehendem und Durchführbarem. Mit dem Training als bleibendem Faktor sich in Form zu halten, nachdem man einmal das beabsichtigte Gewicht erreicht hat, ist nicht annähernd so schwer, wie in Form zu *kommen*.

Ich will keine falschen Hoffnungen erwecken. Dicke Männer und Frauen haben eine überdurchschnittliche Anlage zur Fettspeicherung, die mit verringerter Stoffwechseltätigkeit zusammentrifft. Aber viele, die zu dick waren und dann mit Hilfe einer Diät- und Trainingskur schlank geworden sind, machen die Feststellung, daß sie nunmehr essen können, ohne sich etwas zu versagen, weil sich ihr Stoffwechsel verändert hat.

Ken hat mehrere Beispiele dieses Phänomens registriert, ohne ihnen freilich schon einen dokumentarischen Wert beizumessen. Eines davon ist der Fall meines Vaters. Ken hatte ihm eine 1000-Kalorien-Diät und zugleich ein Wander-Trainingsprogramm verschrieben, und in drei Monaten ging das Gewicht des Patienten von 90 auf 71 kg zurück; sein Triglyzeridspiegel fiel von einer unglaublichen Höhe auf das Normalmaß, und selbst der Blutdruck war gesunken. Kürzlich war mein Vater bei uns zum Mittagessen, und wir staunten über die Menge an stärkehaltigen Speisen, die er zu sich nahm. Tatsächlich aber braucht er sich, zumal er weiterhin trainiert, um Gewichtszunahme keine Sorge mehr zu machen. Die Nahrung wird bei ihm eben nicht mehr auf die gleiche Weise im Körper umgesetzt wie früher.

Ein anderer Fall ist der eines Piloten der Verkehrsluftfahrt. Er ist 1,73 m groß und wog, als er mit dem Wander-Trainingsprogramm und einer Abmagerungsdiät von 1000 Kalorien pro Tag begann, 86 kg. Bei 77 kg kam seine Gewichtsabnahme zum Stillstand, und es schien, als sollte es dabei bleiben. Ja, es bestand trotz der 1000 Kalorien und einer täglichen Marschleistung von 3–5 km eine gewisse Tendenz zu erneuter Zunahme. Doch brachte er die Sache dadurch wieder in Gang, daß er für etwa zehn Tage nur noch 500 Kalorien täglich zu sich nahm. Als er es dann schließlich auf 70 kg gebracht hatte, konnte er dieses Gewicht weiterhin halten, denn offenbar hatte sich nun der Stoffwechsel bei ihm verändert, und außerdem fuhr er fort zu trainieren.

Bei einer Patientin verhielt es sich ähnlich; sie hatte von 61 bis auf

54 kg abgenommen, und auf dieser Höhe blieb ihr Gewicht, gerade wie in dem Beispiel des Piloten. Vier Tage lang beschränkte sie nun ihre Kost auf eine Nährflüssigkeit, fing darauf wieder an abzunehmen, erreichte ihr Idealgewicht und erhielt es im weiteren Verlauf aufrecht, ohne diät leben zu müssen. Sie fuhr mit dem Geh- und Laufprogramm fort, das ihr von Ken verschrieben worden war, und jetzt, im Alter von 48 Jahren, hat sie eine, wie Ken es nennt, »phantastische« Figur.

Was die Abmagerungsdiät selbst betrifft

Wenn mit irgend etwas noch mehr Mißbrauch in unserem Lande getrieben wird als mit der körperlichen Übung, dann mit der Diät. So viele falsche Behauptungen werden aufgestellt und, was schlimmer ist, für wahr gehalten! Wie beim Training gibt es auch bei der Diät keine Methode, ganz mühelos einen Gewichtsverlust zu erzielen. Keine Drops, keine Zaubermenüs, kein Sieben-Tage-Wunderprogramm, keine Maschinen und sonstigen Vorrichtungen wie Gürtel und Spezialkleidung können als Ersatz dafür dienen, daß man getreulich über seinen Kalorienkonsum Buch führt und ihn in vernünftigen Grenzen hält. Listen der wesentlichen Nährstoffkomplexe, die in der täglichen Kost vertreten sein sollten, finden sich in vielen Kochbüchern, in Regierungsflugschriften, in informativen Buchreihen und in Broschüren, die von staatlichen Gesundheitsorganisationen und zahlreichen privaten Gesellschaften – ich will sie hier nicht einzeln aufzählen – kostenlos verteilt werden. Halten Sie sich nur stets die beiden, für jede Abmagerungsdiät geltenden Hauptregeln vor Augen: sie muß alle täglich vom Körper beanspruchten Nährstoffe enthalten, wobei besonderes Gewicht auf mageres Fleisch, Fisch, Geflügel, Frischgemüse und ungesättigte Öle zu legen ist; sie sollte ferner, wie Ihr Übungsprogramm, die Billigung des Hausarztes haben.

Wenn Sie Ihre Gesundheit schützen, haben Sie die Chance, um vieles länger zu lieben und geliebt zu werden. Auch in diesem Sinne will die Überschrift dieses Kapitels verstanden sein.

13. Zu jung? Zu alt?

Oft ist eine natürliche Verbundenheit älterer Menschen mit Kindern beobachtet worden – Vertrauen, Zuneigung und Geduld von beiden Seiten, die sich stets beim Umgang von Großeltern mit ihren Enkeln, oft aber auch im Verhältnis alter Leute zu gar nicht mit ihnen verwandten Kindern zeigt. Ich erwähne dies, weil ich manchmal den Eindruck habe, die Brücke zwischen Generationen, die so viele Lebensjahre voneinander trennen, sei die Tatsache, daß sie eine Verweigerung gleicher Art erdulden – dieses ständige »Noch nicht« oder »Nicht mehr«, »Dazu bist du noch zu jung« oder »Dazu bist du schon zu alt«.

Für manches Erleben oder Tun mag die Zeit ja wirklich noch nicht da oder schon vorbei sein, für aerobische Übungen aber trifft dies kaum jemals zu. Schon in ziemlich jungen Jahren sollten sie zur Gewohnheit werden, und in der Teenager-Stufe, wenn die natürliche Fitness ihren Höhepunkt erreicht, ist mit Hilfe dieser Übungen der Organismus zu kräftigen. In den reiferen Jahren braucht man sie, um möglichst vital und von hinderlichen Körperbeschwerden frei zu bleiben.

Was das Training junger Menschen betrifft, möchte ich vor allem anderen meiner Bewunderung für die im Rahmen der »Special Olympics« für zurückgebliebene Kinder geleistete Arbeit Ausdruck geben; dies ist eine jeden Sommer in mehreren Gebieten der USA und Kanadas organisierte Veranstaltung für Laufen, Schwimmen und andere Bewegungssportarten, die unter der Schirmherrschaft der Joseph-P.-Kennedy-jr.-Stiftung steht. Sie soll die Notwendigkeit – und den Wert – des Fitness-Trainings für spätentwickelte Jugendliche zwischen 8 und 18 Jahren demonstrieren. Studien an geistig zurückgebliebenen Kindern haben gezeigt, daß die Teilnahme an anstrengenden körperlichen Übungen auch zu einer deutlichen Verbesserung der Lernwilligkeit dieser Kinder in der Schule führen kann, desgleichen zu einer allgemeinen Erhöhung ihres Leistungsniveaus und ihrer Fähigkeit, sich in das Leben der Gemeinschaft einzugliedern.

Viele Menschen hegen die Illusion, Jugendliche hätten »schon von selbst« genügend körperliche Bewegung, ohne sich bewußt anzustrengen. Wie sehr befinden sie sich da im Irrtum! Als ein Beispiel, leider eines von vielen, für den typischen Mangel an Fitness bei amerikanischen Jugendlichen möchte ich hier die Resultate eines aerobischen

12-Minuten-Lauftests (bei welchem man so weit läuft, wie man in 12 Minuten kann) anführen, der an jungen Mädchen der Junior High School* in Jacksonville, Florida, vorgenommen wurde. Bei dieser von Patricia Ann Hielscher an 502 Teilnehmerinnen von 12 bis 15 Jahren angestellten Untersuchung fielen 324 in die Kategorie »sehr schlecht«; sie waren nicht imstande, in der genannten Zeit eine Meile [1,6 km] zu laufen. Weitere 148 waren »schlecht«, da sie nicht mehr als 1,8 km schafften. »Mäßig« waren nur 28, mit Leistungen von 1,84 bis 2,14 km. Nur zwei von ihnen kamen in die Kategorie »gut«; sie hatten es auf 2,16 bzw. 2,62 km gebracht. Keine einzige qualifizierte sich für die Fitness-Kategorie »sehr gut«, was eine Laufleistung von über 2,64 km vorausgesetzt hätte. Die Wiedergabe dieser beunruhigenden Ziffern ist nicht als Anklage gegen die eine Schule in Florida gemeint, sondern als Kritik an der Form der Leibeserziehung, wie sie in der Mehrzahl der Schulen unseres Landes geübt wird.

Ich finde auch nicht, daß die Aufgabe, bei der Jugend Interesse für sportliche Betätigung zu wecken, allein bei den öffentlichen Schulen liegt. Körperliche Fitness hat, ebenso wie die Nächstenliebe, ihren Ursprung im Elternhaus. Wenn mich eine Mutter fragt, wie sie denn ihre Kinder dazu bringen könne, Sport zu treiben, so muß ich ganz einfach antworten: »Gehen Sie mit gutem Beispiel voran.« Kinder lernen durch Beobachtung der Eltern.

Wenn Sie nämlich zu Ihrem Kind nur sagen: »Geh hinaus und lauf ein paar Runden«, dann wird es sich gewiß widerspenstig zeigen. Ich denke da an meine fünfjährige Tochter; wenn ich auf den Platz hinter unserem Hause hinausgehe, um zu laufen, fordere ich sie nicht zum Mitmachen auf. Aber wenn sie mich sieht, sagt sie gewöhnlich schon von selbst: »Mama, ich möchte mit dir laufen.«

Als eine Frau, die selbst Kinder hat, kann ich den Konflikt in den Gefühlen mancher Eltern verstehen. Man möchte, da man sie liebt, alles für sie tun, möchte ihnen das Leben so angenehm wie möglich machen. Doch wenn man sie vor sportlicher Übung und auch sonst vor jeder körperlichen Anstrengung bewahrt, fügt man ihnen ein großes Unrecht zu. Besonders ärgerlich macht es mich zum Beispiel, daß die Kinder, wenn sie Verabredungen mit anderen Kindern haben, von ihren Eltern im Auto dorthin gebracht werden. Zum mindesten sollte man sie zu Fuß oder auf ihren Fahrrädern zum Einkaufen schicken.

Bis zur Schaffung wirklich guter Trainingsprogramme für die Teenager-Schulklassen wird, wie ich fürchte, noch viel Zeit vergehen. Häufig wird Ken gefragt, wann man ein Kind mit dem Training beginnen

* Höhere Schule für 13–15jährige.

lassen solle, und ob es dabei auf das Geschlecht oder das Alter ankäme. Er führte eine Felduntersuchung an je etwa zur Hälfte Jungen und Mädchen im Alter von 6 bis 12 Jahren durch, bei welcher der Sauerstoffverbrauch während der Übung zu messen war. Bis zum Alter von 10 Jahren stellte er zwischen den Geschlechtern keinen merklichen Unterschied in ihrer auf dem Sauerstoffverbrauch basierenden aerobischen Kapazität fest. Deshalb empfahl er, als ihn das Physical-Fitness-Komitee des amerikanischen College of Pediatrics um spezielle Auskünfte über Bewegungstraining für die Leibeserziehung an den Schulen gebeten hatte, bis zum Alter von 10 Jahren auf eine starre Regelung des Sport zu verzichten. Ken ist der Ansicht, daß die Kinder sich bis dahin selbst ausreichend in Bewegung halten und daß der Versuch, sie dies in disziplinierter Form tun zu lassen, sie leicht abschrecken und ihnen ihr spontanes Vergnügen nehmen könnte.

Wenn die Jugendlichen jedoch in ihr elftes oder zwölftes Lebensjahr eintreten, dann, so meint Ken, ist auch die Zeit gekommen, sie an einem nicht zu schweren und nicht ganz streng geregelten Fitness-Programm teilnehmen zu lassen, das möglichst abwechslungsreich ist, damit keine Langeweile aufkommt. Dies ist auch das Alter, in welchem sich die Geschlechter hinsichtlich der aerobischen Leistungsfähigkeit zu unterscheiden beginnen; bei den Jungen erhöht sich weiterhin die Ausdauer, während diese Entwicklung bei den Mädchen nun allmählich zum Stehen kommt und sich der Organismus zu stabilisieren beginnt. Daher sollte man das eine Geschlecht anfeuern und das andere unterstützen.

Wird zu diesem Zeitpunkt nichts zur Kräftigung des Körpers unternommen, so werden die negativen Folgen später evident. Dies beweist eine berühmte, von William F. Enos durchgeführte Untersuchung, über die am 18. Juli 1953 im Journal of the American Medical Association berichtet wurde. Es heißt dort, daß 77 Prozent von 200 in Korea gefallenen amerikanischen Soldaten mit einem Durchschnittsalter von 22,1 Jahren bereits deutliche Anzeichen von Koronarsklerose (Verkalkung der Herzkranzgefäße) aufwiesen. Schon an dieser Statistik wird mir klar, daß Trainingsprogramme an den öffentlichen Schulen, wenn wir sie als eines der Präventivmittel gegen Herzleiden und für einen Wandel im Volksgesundheitswesen einsetzen wollen, frühzeitig beginnen müssen, nämlich bei den 13- bis 15jährigen.

Es liegt mir fern, den Eindruck erwecken zu wollen, daß den Schulen die Bedeutung solcher Statistiken nicht bekannt wäre. Dies ist keineswegs der Fall. Ein von Ken gern als beispielhaft angeführtes Trainingsprogramm wurde 1968 an der Orange View Junior High School

in Anaheim, Kalifornien, eingeleitet und ist inzwischen von einer Anzahl anderer Schulen nachgeahmt worden. Die Abteilung für Leibeserziehung beschloß, Zensuren nach der Strecke zu erteilen, welche die Jungen in 12 Minuten zurücklegten (zur Zeit werden Versionen dieses Programms in manchen Gebieten auch für Mädchen eingeführt). Die Lehrer kündigten den Eltern an, daß die (durchschnittlich 13¹/₂ Jahre alten) Jungen am Ende des Schuljahres nur dann ein A in Leibeserziehung bekommen würden, wenn sie imstande wären, 2,8 km in weniger als 12 Minuten zu laufen; für die Note B wurden 2,4 km gefordert, für C 2 km, für D 1,6 km. Darunter liegende Leistungen wurden mit F bewertet. Zuerst protestierte die Elternschaft, als sie erfuhr, daß die Kinder in dieser Weise nach Rangstufen aufgegliedert werden sollten. Das Verfahren bestand darin, daß die Jungen vor jeder neuen Leibeserziehungsstufe 1,6 bis 2,4 km laufen mußten, worauf dann die üblichen Sportarten folgten. Die Resultate lassen erkennen, wieviel das aerobische Training bei den 367 Jugendlichen ausmachte: als sie das erstemal getestet wurden, erhielten nur 4 Prozent die Note A und 29 Prozent die Note B; bis zum Juni hatte sich das Training dahingehend ausgewirkt, daß 37,7 Prozent mit A und 52,2 Prozent mit B bewertet werden konnten.

Wie sich das Bewegungstraining bei Mädchen innerhalb ihrer Leibeserziehungsstufen bemerkbar machte, zeigt sich deutlich an einer von Welda Burris, einer fortschrittlichen jungen Lehrerin an der Lee High School in San Antonio, durchgeführten Studie. Im Januar 1969 testete sie 96 Mädchen von durchschnittlich 14¹/₂ Jahren mit einem Durchschnittsgewicht von 54 kg und einer mittleren Größe von 163 cm. Bei Semesterbeginn liefen nur 26,1 Prozent mehr als 1,8 km in 12 Minuten. Während der folgenden 5 Wochen ließ sie die Mädchen viermal wöchentlich laufen, und zwar zunächst jeweils nur 5 Minuten lang; sie steigerte die Übungsdauer allmählich auf 8 Minuten. Als sie den nächsten Test vornahm, hatte sich der Prozentsatz derer, die in 12 Minuten über 1,8 km schafften, bereits von 26,1 auf 64,8 erhöht. Man sieht, wieviel sie so jungen Menschen in kurzer Zeit mit geringem Aufwand zu erreichen ist.

Ein großer Anreiz ist es für Kinder, wenn ihnen ein bestimmtes Ziel gesetzt wird. Besonders gut gefiel mir ein Kunstgriff, der in der Junior High School in North Mankato, Minnesota, angewandt wurde. Eine Klasse wettete mit einer anderen, welche von ihnen zuerst imstande sein würde, insgesamt so viele Meilen im Dauerlauf zurückzulegen, wie die Entfernung von North Mankato zu einer der übrigen Städte Minnesotas betrug. Die Schüler waren so begeistert von dieser Heraus-

forderung, daß sie nach den Unterrichtsstunden noch dablieben und ihre Freizeit für das Training benutzten, damit ihre Klasse das Rennen gewinnen sollte.

Noch nicht lange ist es her, daß eine der Zeitungen der Stadt Les Moines über eine Umfrage unter 300 Jungen der dortigen höheren Schulen berichtete. Auf die Frage, ob sie genügend Gelegenheit zu sportlicher Betätigung bekämen, erhielten die Interviewer von 87 Prozent der Teenager eine negative Antwort, und zwar in bezug auf die Schule wie auch auf das Elternhaus. Einer von ihnen bemerkte recht scharfsinnig: »Da muß ich an meine beiden Eltern denken, um deren Fitness es, wie ich sehe, sehr schlecht bestellt ist. Und sie trieben, als sie in meinem Alter waren, viel mehr Sport, als ich es heute tue. Wie werde *ich* erst aussehen, wenn ich in *ihrem* Alter bin?«

Falls jemand, der dies liest, sich Sorgen über Umfang und Wert des Erbteils macht, das er seinen Kindern wird hinterlassen können, dann möchte ich ihm nahelegen, dabei mehr an Gesundheit als an Geld zu denken. Wenn man seinen Erben das Interesse für Fitness und die Entschlossenheit, sie zu erwerben, mitgibt, so ist dies eine unermeßliche, unschätzbare Hinterlassenschaft – und steuerfrei ist sie obendrein.

Vielen der jüngeren Erwachsenen wird es allmählich klar, daß in ihrem Leben die körperlichen Anstrengungen fehlen, die ihre Eltern noch hatten. Man sehe sich heute einmal die jungen Manager an, deren Geist so hervorragend geschult und im Beruf weiterhin fit gehalten wurde – und die mit 35 oder schon früher wegen eines Herzleidens ausscheiden müssen. Von allen Todesfällen der Männer und Frauen zwischen 35 und 44 sind 31 Prozent allein auf Herz- und Kreislaufstörungen zurückzuführen. Was nützen hohe Gehälter, Ehrungen, Prestige und Berufung, wenn man körperlich erschöpft und erledigt ist? Sollen wir Geld aufhäufen für die schönen Jahre des Ruhestandes, um unsere Tage dann im Rollstuhl zu verbringen und abends um 7 Uhr mit einem Glas warmer Milch zu Bett zu gehen?

Der größte Teil der bei uns eingehenden Post kommt von Hausfrauen mittleren Alters und den älteren, deren Kinder nicht mehr im Hause wohnen. Für sie sind die traditionellen Ziele – Liebe, Ehe, Kinder, vielleicht Enkel – bereits erreicht. Sie haben mehr Sinn für sportliche Betätigung, weil sie auf einmal der Tatsache inne werden, daß sie nun keine Unterstützung von Jüngeren mehr haben und ein gewisses Maß an zusätzlicher Anstrengung aufbieten müssen. Wenn unser Organismus zu altern beginnt, sehen wir um einiges weniger vertrauensvoll in die Zukunft. Im Anfang ist alles ein Prozeß des

Aufblühens, aber hat man erst einmal das 35. Lebensjahr überschritten, so erkennt man, daß etwas für den Körper getan werden muß, wenn noch ein Teil seiner jugendlichen Frische erhalten bleiben soll. Der Glanz geht bald verloren, wenn man sich nicht bemüht, ihn aufrechtzuerhalten. Von diesem Zeitpunkt an hat man das Gefühl, abwärts zu gleiten. Am Ende schließt sich der Kreis des Lebens: wir kehren wieder zu der vollständigen Abhängigkeit unserer frühen Jugend zurück, wenn wir uns nicht davor schützen. Da die Bevölkerung unseres Landes, und besonders der weibliche Teil, heute eine bedeutend größere Lebenserwartung hat, schließt das Problem des Alterns zunehmend die Frage ein, wie man produktiv und nützlich bleiben kann. Es besteht wohl kaum ein Zweifel, daß für die vor den Wechseljahren stehende Frau ein Bewegungstraining absolut notwendig ist. Es bietet ihr nicht nur gesundheitliche Vorteile; psychologisch gesehen ist es wichtig für sie, ihren traditionellen Aufgaben in der Familie etwas anderes folgen zu lassen. Und was könnte es da Besseres für sie geben als den Plan, sich körperlich fit und für all die ihr noch bevorstehenden Jahre bereit zu halten? Damit will ich natürlich nicht sagen, daß man mit dem Training unbedingt warten sollte, bis man um die Vierzig ist, aber – wenn Sie bis dahin gezögert haben, dann verlieren Sie bitte keine Minute mehr.

Durchschnittlich einmal im Jahr fahren Ken und ich nach McAllen in Texas, einer Stadt, die mit ihren milden Wintern Ruheständler aus allen Teilen des Landes anzieht. Ich muß gestehen, daß der Anblick mancher älteren Leute etwas Bedrückendes für mich hat, weil er mir ins Bewußtsein ruft, wie schnell mein eigenes Leben dahinfliegt. Jene aber, die ich in McAllen zu sehen bekommen habe, verstehen es, sich das Leben einzurichten! Sie wanderten, radelten, veranstalteten Wettkämpfe im Beilkespiel*. Vor allem anderen kam es ihnen darauf an, sich auf irgendeine Weise zu *betätigen*. Wer jede Aktivität einbüßt, ist so gut wie tot. Ja, wenn man keinerlei Höhen mehr zu erklimmen, keine Ziele mehr zu erreichen sucht, dann *ist* man meiner Meinung nach tot. Man ißt und atmet zwar noch, aber es ist ein Vegetieren und Sich-treiben-Lassen, ohne die Freude am Leben, die man in jedem Alter haben kann.

In jedem Alter! In der Tat! Ken hat gezeigt, daß siebzigjährige und noch weit ältere Leute günstig auf das Bewegungstraining ansprechen können. Und sehen Sie sich einmal diesen Auszug aus einem Brief an, den ich in all meinen Vorträgen zitiere:

* Art Billard.

Lieber Dr. Cooper!
Ich möchte Gelegenheit nehmen, Ihnen für das aerobische Trainingsprogramm zu danken. Neun Monate lang habe ich es peinlich genau
durchgeführt. Während der letzten 6 Monate erreichte ich durchschnittlich 30 Punkte pro Woche, nur mit Wandern. Ich schlafe
jetzt besser, fühle mich wohler und bin zum erstenmal ohne Beschwerden durch den Winter gekommen, und mit Spannung sehe ich
meinem vierundneunzigsten Geburtstag entgegen.

Viele Briefe bekommt Ken von Mitgliedern des Seniors Track Club –
manche sind in den Sechzigern oder noch älter –, denen es Freude
macht, ihm die Ergebnisse der Wettläufe mitzuteilen, in welchen sie
Jüngere ausgestochen haben. Besonders interessant finde ich die jetzt
überall entstehenden Dreirad-Klubs – diese Art von Fahrrädern
scheint bei der älteren Generation sehr beliebt zu sein –, und ich habe
einen Brief aufbewahrt, den wir von Miss Rose M. Coventry aus Boise
in Idaho bekamen:

Da ich von Geburt an unter einem Mangel an Muskelkoordination
litt, habe ich niemals gelernt, auf den gewöhnlichen Fahrrädern zu
fahren. Im Alter von 55 Jahren schaffte ich mir ein Dreirad mit
Dreiganggetriebe an. Seit ich es benutze, hat sich meine Gesundheit
gebessert. Sogar meinen Bekannten fällt es auf, wieviel besser ich
aussehe. Ich bin nicht mehr so nervös, habe mehr Appetit, und der
Wadenmuskel an meinem rechten Bein, der nach einer operativen
Entfernung des Wadenbeinkopfes verhärtet war, ist jetzt wieder so
elastisch wie der des anderen Beins ... Haben Sie schon die Auf-
stellung einer Tabelle für Benutzer von Dreirädern erwogen? Ich
könnte mir denken, daß die älteren Menschen in einem Wohnviertel sich gern ihre Punkte im aerobischen Training auf einem
Dreirad verdienen würden, das sie als Gemeinschaftseigentum halten und abwechselnd benutzen könnten.

(Ken empfiehlt den Leuten über 60 für das Aufbau-Radfahrpro-
gramm das Training auf dem Dreirad; die Tabelle mit den Zeitzielen,
Punktwerten und Entfernungen findet sich auf S. 86.)
In einigen der vorangehenden Kapitel sprach ich schon über die besonderen gesundheitlichen Vorteile der Bewegungsübungen für die ältere Frau – im Zusammenhang mit der Genesung nach chirurgischen
Eingriffen, den Wechseljahren, der Rückgängigmachung des Alterungs-
prozesses und so fort. Noch ein letzter Hinweis. Wenn Sie Bekannte

oder Verwandte in einem Altersheim haben, die nicht von sich aus oder im Rahmen eines festen Heimprogrammes Übungen machen, dann sollten Sie sich doch vielleicht bemühen, sie auf irgendeine Weise dazu zu bewegen. Schon der tägliche Spaziergang kann die aus dem Alter und einer sitzenden Lebensweise resultierenden Symptome verringern. Zielbewußtes Trainieren kann den Schlaf verbessern, die Muskelspannung wieder erhöhen, den Harnfluß beseitigen, die Brüchigkeit der Knochen vermindern sowie die geistige Aufnahmebereitschaft und Klarheit neu beleben.

Für den Menschen, der uns aus dem Spiegel entgegenschaut, ist es niemals zu spät. Aber es ist vielleicht später, als wir denken.

14. Geselliges Bewegungstraining

»Meiner Familie macht das Üben ebensoviel Freude wie mir selbst«, schrieb Mrs. Emma Childers, eine 35jährige Mutter aus der kleinen kalifornischen Stadt Whittier, in einem Brief an Ken. »An den Wochenenden gehen wir alle auf den Sportplatz, und während ich laufe, läßt mein Mann mit unserem zehnjährigen Sohn Drachen steigen, oder er spielt mit ihm Fußball und Baseball. Es sind auch die Stunden, in denen sich meine kleine Tochter am meisten amüsiert, weil sie dann im Sande der Weitsprunggrube spielen kann. Wenn unser Junge auch selten Langstreckenlauf übt (er betrachtet sich als Sprinter), ist er doch in ausgezeichneter Kondition, und wenn er will, läuft er ohne weiteres 3 oder 4 Meilen. Schon des öfteren ist er mit Erfolg zu Wettkämpfen gegen Leichtathleten im Stadion und im Gelände angetreten, was viele Kinder niemals tun, und gewann fünf der sechs möglichen Goldmedaillen in den hiesigen Cub Scout Olympics. Und mein siebzig Jahre alter Schwiegervater trainiert im Laufen, seit er Ihr Buch gelesen hat; täglich legt er getreulich eine Meile zurück, sogar auf einer Strecke mit Steigungen.«

Nachdem Mrs. Childers das aerobische Training aufgenommen hatte, zuerst mit Laufen auf der Stelle, dann auf der Strecke, lag es für sie nahe, sich auch für den Wettkampf zu interessieren. Jetzt hält sie ständig den dritten oder vierten Platz bei Geländeläufen mit jüngeren Frauen und gehört zu den wenigen Amerikanerinnen, die im klassischen 42-km-Marathon bis zu Ende mitgelaufen sind, wobei sie unter 288 Teilnehmern als 169ste durchs Ziel ging.

»Es ist wundervoll, wie gesund man sich durch das Lauftraining fühlt«, sagte sie. »Viele Frauen höre ich über Müdigkeit klagen. Körperlich ermüdet fühle ich mich selten. Ich backe alles Brot selbst, nähe die meisten meiner Kleider und die meiner Tochter, besorge das Kochen und Waschen, mache Autofahrten, Garten- und Anstreicherarbeiten und überhaupt alles, was im Hause anfällt. Darauf bilde ich mir nichts ein (wie ich auch nicht darüber jammere), interessant ist mir aber die Feststellung, daß alle mir bekannten Frauen, die Laufsport betreiben, offenbar ein besonders hohes Maß an Energie entwickeln.

Nicht der geringste Vorteil sind die Komplimente, die einem hinsichtlich der Figur gemacht werden. Kaum eine Woche vergeht, ohne daß mein Mann mir sagt, wie sehr er sich über mein gutes Aussehen

freue. Da ich groß und schmal gebaut bin, hatte ich früher immer etwas formlose Beine; jetzt bestätigt mir mein Mann, wie hübsch und voll sie geworden sind. Oft werde ich von Frauen gefragt, ob ich einen Gürtel trage. Ich tue dies aber fast nie, weil ich es im Grunde nicht nötig habe.

Bevor ich das Buch *Bewegungstraining* gelesen hatte, wußte ich nichts über Pulsfrequenz oder ihre Bedeutung. Jetzt bin ich ganz stolz auf meinen niedrigen Puls. Kürzlich mußte ich zu einer Untersuchung, und der Doktor ließ mich, nachdem er mein Herz gehört hatte, eine Minute lang auf der Stelle laufen. Als ich damit fertig war, hörte er noch einmal ab und sagte dann in scheinbarer Ernsthaftigkeit zur Schwester: ›Ich denke, wir werden ihr die Bescheinigung nicht ausstellen können, und das Laufen muß man ihr verbieten – der Puls ist von 52 auf 60 gestiegen!‹ Wenn ich dies mit den Ziffern meiner Bekannten vergleiche, bei denen der Ruhepuls 95 beträgt, habe ich doch ein gewisses Überlegenheitsgefühl.«

Wir haben gesehen, daß jeder in dieser Familie auf seine Art von Mrs. Childers' Liebe zum Sport profitiert, und ihr Brief müßte eine Beruhigung für jede Frau sein, die befürchtet, das Training könnte ihr die ihrer Familie gehörende Zeit rauben. Dies kann man ganz einfach dadurch vermeiden, daß man *mit* der Familie trainiert.

In San Antonio fuhren wir in den Jahreszeiten mit langen Tagen oft noch abends zum Schulsportplatz hinüber und sahen dort mit Genugtuung ganze Familien bei ihren Übungen. Da lief ein Vater rund um den Platz, während die Mutter vielleicht in schnellem Schritt marschierte und die Kinder nur die halbe Runde gingen, um dann zur Platzmitte zu stürmen und sich mit einem Fußball zu amüsieren. Jeder bewegte sich so schnell oder langsam, wie er wollte und trieb Sport auf seine eigene Weise.

Wenn in Ihrer Nähe ein Sportplatz vorhanden ist, rate ich Ihnen dringend, ihn so gründlich zu nutzen, als wenn es ein Park oder ein Erholungsgebiet wäre. Und nehmen Sie die Kinder nur immer mit – das Baby schieben Sie im Sportwagen ein paar Runden vor sich her und können dabei zugleich ein Auge auf die Größeren haben.

In manchen Fällen kann solches Üben mit der ganzen Familie besonders wichtig sein. Seit ungefähr zehn Jahren ist den Ärzten der Wert überwachter körperlicher Übungen für Asthmatiker immer klarer geworden, und Ken stellte fest, daß die einzige Möglichkeit, asthmatische Kinder zu regelmäßigem erfolgreichen Üben zu bewegen, oft darin bestand, die ganze Familie zur Teilnahme an dem Programm zu veranlassen. Diese Kinder schreckten davor zurück, etwas selbstän-

dig zu tun. Energiereserven fehlten bei ihnen ganz und gar, und so mußten sie mit ihren Geh- und eventuellen Laufübungen beim Nullpunkt anfangen. Gelöst werden konnte das Problem nur, wenn man die Mutter dazu bekam, mit diesen Jungen oder Mädchen draußen zu wandern. Dies wirkte sich entschieden positiv auf die Kinder aus.

Es liegt auf der Hand, daß sich alle Kinder – ob asthmatisch oder nicht – zum Mitmachen angereizt fühlen, wenn sie ihre Eltern Sport treiben sehen. Und wahrscheinlich hat die Mutter, soweit es auf das tägliche Üben und seine stetige Überwachung ankommt, größere Bedeutung als der Vater. Ken hat in seinen Vorlesungen und öffentlichen Vorträgen betont, daß die Aufklärung in Fragen der Ernährung und der Fitness bei den 13- bis 15jährigen beginnen müsse, wenn wir in unserem Lande auf dem Gebiet der Herzkranzgefäßerkrankungen anfangen wollen, eine wirksame Vorsorgemedizin zu praktizieren. Auch hier ist eher die Mutter als der Vater in der Lage, ausreichenden Einfluß auf die Kinder geltend zu machen; ihre eigene Einstellung zum Training – das Essen, das sie ihnen vorsetzt – die Dinge, die sie ihren Kindern über die Zubereitung der Lebensmittel sagt und darüber, wie man solche aussucht, die arm an den verschiedenen Fettarten sind und Mahlzeiten mit richtig aufeinander abgestimmten Nährstoffen ergeben – all dies zusammen kann in unschätzbarer Weise zur Erziehung und Anregung dienen.

Beteiligung des Mannes – erfreulich und wichtig

Über den Einfluß der Frauen auf das Leben der Männer ist schon oft genug geschrieben und gesprochen worden, aber ich frage mich, wie viele unter uns von dieser sehr realen, wundervollen Gelegenheit, eine günstige Wirkung auszuüben, Gebrauch machen.

Eine Frau ist in nicht geringem Maß für das Zusammengehörigkeitsgefühl und die Stimmungslage im Hause verantwortlich. Ist sie niedergedrückt, so wird es nicht lange dauern, bis der Mann sich davon anstecken läßt. Ist sie fröhlich, so wird wahrscheinlich der Abend für beide angenehm verlaufen.

Auch was die körperliche Verfassung eines Mannes und seine Teilnahme an Trainingsprogrammen betrifft, kann das Verhalten seiner Frau ausschlaggebend sein. Das ist nicht nur meine persönliche Meinung. Eine vom US-Gesundheitsdienst angestellte Untersuchung ergab, daß nur 20 Prozent der Männer, deren Frauen sie zum Training ermutigten oder mit ihnen daran teilnahmen, ihr Vorhaben

wieder aufgaben, während bei denen, deren Frauen sich in dieser Hinsicht negativ verhielten, die Aufgabeziffer über 60 Prozent betrug!

Ich bin mit der Frau eines Rechtsanwalts bekannt, die sich eines Tages zum Bewegungstraining entschloß. Von der ganzen Familie wurde sie deswegen ausgelacht. Wenn sie das Frühstück zubereitet hatte, ging sie hinaus auf einen freien Platz an der anderen Seite der Straße und lief ihre Runden. Als sich dann die Vorteile an ihr zu zeigen begannen, lachten die anderen nicht mehr so sehr. Sie verlor nie ein Wort darüber, versuchte nicht, sie umzustimmen, sondern blieb nur fest. Es endete damit, daß ihr Mann mitmachte; ihr Beispiel hatte tausend belehrende Worte aufgewogen.

In den Südstaaten hatten wir Kontakt mit einigen miteinander befreundeten Frauen, die sich verzweifelt bemühten, ihre alternden und dicker werdenden Männer zu sportlicher Betätigung zu bringen – auf sie einredeten, mit ihnen diskutierten, sie anspornten. Tatsächlich waren diese Frauen ernsthaft um das Leben ihrer Männer besorgt, die bereits eine starke Neigung zu Herzkranzgefäßerkrankungen zeigten. Alle vorgebrachten Argumente führten aber zu nichts, und so begannen die Frauen selbst, im Jogging zu trainieren. Sie hatten so guten Erfolg mit ihrer Gewichtsabnahme und der Verbesserung ihrer Figur, daß ihre Männer schließlich gar nicht mehr anders konnten, als sich ihnen anzuschließen.

Das für beide Geschlechter ideale Alter, mit systematischem Fitness-Training zu beginnen, sind freilich die Teenager-Zeit und die Jahre, in denen man erstmals Fett anzusetzen pflegt. In einer der vielen von Ken am Luftwaffenpersonal durchgeführten Studien ist diese Zunahmetendenz graphisch dargestellt. Innerhalb eines Zeitraums von 11 Jahren – von 19 bis 29 – nimmt der Flieger durchschnittlich um 5 kg zu. Wenn er bei seinem Dienstbeginn mit 19 Jahren 62 kg wog, hatte er im Alter von 29 Jahren ein Gewicht von 67 kg. Er hat dann aber nicht etwa jedes Jahr ungefähr ein halbes Kilogramm zugenommen, sondern annähernd 3 kg in einem Zeitraum von 2 bis 3 Jahren, etwa zwischen 22 und 25. Dies ist insofern bemerkenswert, als das durchschnittliche Heiratsalter des amerikanischen Mannes bei 22,8 Jahren liegt. Man kann sich also vorstellen, daß in dieser kritischen Zeitspanne der jungen Gattin eine Schlüsselstellung zukommt, zumal der Eintritt in die Ehe gewöhnlich von einem Nachlassen des Interesses an sportlicher Ertüchtigung begleitet ist und die Frau sich zudem durch Schwangerschaften einer besonderen körperlichen Belastung ausgesetzt sieht.

Soweit über die Möglichkeiten der Frau, bei ihrem Mann Interesse für

den Sport zu erwecken. Ist ihr dies aber gelungen, so wird sie sich durch manches schöne Erlebnis bei gemeinsamem Training belohnt sehen. Ich habe mich über die Worte gefreut, die unsere gute Freundin Marilyn Van Derbur dafür fand. Die frühere Miss America ist jetzt beim Fernsehen und als fachärztliche Beraterin tätig.

»Seit sieben Jahren«, sagte sie, »laufen mein Mann und ich mehrmals in der Woche zwei bis drei Meilen. Dies hat etwas Beschwingendes und Belebendes. Wie oft sahen wir am Morgen die ersten Lichtstrahlen, spürten wir die heiße Sonne auf unseren Gesichtern oder die kalte Herbstluft in unseren Lungen, hörten den Schnee unter unseren Laufschuhen knirschen! Das Laufen gehört heute zu den gemeinsamen Dingen, die uns am meisten Freude bereiten.

Dem Übungsprogramm haben wir jedenfalls eine erhöhte Vitalität, Verringerung der nervösen Spannung, bessere Gesundheit, ein gemeinsames Interesse zu verdanken. Und es war sicher kein Zufall, daß ich eine vollkommen reibungslose Geburt hatte; ein kleines Mädchen wurde schnell und ohne die abstumpfende Wirkung von Betäubungsmitteln zur Welt gebracht.«

Wie Sie wissen, gelang es Ken, daß ich mit dem Bewegungstraining durchhielt, indem er *mit mir* lief (und in unserer Ehe lag der umgekehrte Fall vor, daß der Mann das Widerstreben und die Apathie seiner Frau zu besiegen hatte); noch immer ist es uns eine große Freude, wenn wir gelegentlich gemeinsam trainieren. Übrigens ist in einem erheblichen Teil der an uns gerichteten Zuschriften von dem besonderen Vergnügen die Rede, welches Ehepaare in gemeinsam durchgeführten Trainingsprogrammen finden. Sehen wir uns einmal an, wie Tempo und Ausdauer bei Mann und Frau koordiniert werden können.

Ein gutes Beispiel ist das Programm, das Ken kürzlich für ein hier in Dallas lebendes Ehepaar aufstellte. Die beiden charakterisieren sich selbst als unter dem »Syndrom der fast Fünfzigjährigen« leidend: ihre Kinder sind herangewachsen und stehen bereits auf eigenen Füßen, und nun fühlen sie die Notwendigkeit, sich zurückzuverwandeln und etwas mehr Jugend aus ihrem eigenen Leben zu gewinnen. Ken ließ sie zunächst einen sechswöchigen Geh- und Lauf-Orientierungskursus gemeinsam durchführen. Danach setzten sie das Training fort, bis sie 2,4 km in weniger als 15 Minuten liefen und sich damit täglich 6 Punkte verdienten – der Mann ohne Schwierigkeit, sie mit beträchtlicher Mühe. Sie will nun bei dem Zeitziel von 15 Minuten stehenbleiben, was für ihr Alter eine gute Leistung ist. Damit aber beide, ohne daß es für den Mann zu langweilig wird, weiter zusammen trai-

nieren können, läßt er sie 30 Sekunden eher starten. Dann und wann drückt er seine Zeit stufenweise herab und gibt ihr eine Minute, 90 Sekunden, dann 2 Minuten Vorsprung und so fort. Gegenwärtig hat er sich für die 2,4 km 13 Minuten als Zeitziel gesetzt, und so wartet er mit dem Blick auf die Uhr, bis seine Frau 2 Minuten gelaufen ist und startet dann. Dies bildet für beide einen Ansporn, da dann auch sie schneller zu laufen versucht, damit ihr Mann sie nicht überholt. So führen beide ihr Programm gewissenhaft durch, ohne daß die von ihm ausgehende Belebung verlorengeht.

In Dallas wurden wir mit verschiedenen Ehepaaren bekannt, für die das gemeinsame Training zu einem starken und tiefgreifenden Wandel in den gegenseitigen Beziehungen und ihrer gesamten Lebensauffassung führte. Mein Paradebeispiel unter ihnen sind Mary und Ulysses Vlamides, ein gut aussehendes Großelternpaar in der Mitte der vierziger Jahre. Mary war in einigermaßen guter körperlicher Verfassung geblieben, aber Uly, ein starker Raucher und Trinker, hatte bei einer Größe von 1,79 m das Gewicht von 107 kg mit sich herumzuschleppen und arbeitete täglich viele streßgeladene Stunden in seinem Restaurationsbetrieb.

»Ich glaubte mich stark genug, ihn ändern zu können«, sagt Mary, »aber ich war es nicht. Alles habe ich versucht – ich habe geweint, habe ihn ausgesperrt und immerzu genörgelt. Eines Tages kaufte sich sein Hausarzt zufällig das Buch *Bewegungstraining* und erzählte mir etwas darüber. Ich las es und gab es dann auch Uly zu lesen. Vielleicht waren es diese Statistiken über Herzleiden, zusammen mit der Tatsache, daß wir nun eine kleine Enkelin hatten, die sein erklärter Liebling ist, was ihn in sich gehen ließ. Wie dem auch sei, wir fingen gemeinsam zu trainieren an, erst im Laufen auf der Stelle, wonach wir zum Jogging übergingen. Schließlich machten wir die Entdeckung, daß es in unserer Nähe eine Laufpiste gab, die der Geländelauf-Klub von Dallas, ein familienorientierter Verein, rund um einen See angelegt hatte. Uly begann tatsächlich zu laufen, und der Enthusiasmus der Klubmitglieder ging auf ihn über. Er beschloß, am ›Turkey Trot‹ des Vereins teilzunehmen, einem am Erntedankfest veranstalteten Wettlauf von 8 Meilen [12,8 km]. Nun, es war recht kläglich, und komisch war es auch, und am Ende führte es zu einem neuen Wunder.«

Nach Marys Worten war Uly, bevor er an dem Wettlauf teilnahm, niemals eine Strecke von mehr als 4 Meilen [6,4 km] gelaufen. Zu der Veranstaltung erschien er in Tennisschuhen, Sporthosen und einer Sportjacke. Er wog noch annähernd 104 kg. Als er auf dem Platz ankam, bedrückte ihn der Anblick der schlanken, lebhaften und ge-

übten Läufer in ihren Spezialschuhen und Trainingsanzügen so sehr,
daß er wohl gleich wieder heimgegangen wäre, wenn sich nicht an
die zwanzig Leute um ihn gedrängt und sich bemüht hätten, ihn optimistisch zu stimmen. Als die Resultate verkündet wurden, waren
alle Läufer durchs Ziel gegangen, auch Uly – als Letzter. »Es war gar
nicht so schlimm«, erklärte er nachher, »bis mich dieser Siebzigjährige
überholte; da wurde mir zum Heulen zumute.«

Aber die wichtigste Folge des Wettlaufs war, daß er ihm ein Ziel
setzte. Die Lokalzeitung und der Fernsehsender berichteten über die
Veranstaltung, und Uly wurde, als der beharrliche Nachzügler der
Gruppe, interviewt und auf den Bildschirm gebracht. Das wirkte
wie eine Spritze und trug sicher viel zu seinem Entschluß bei, diät zu
leben und das Rauchen und Trinken sein zu lassen.

Inzwischen hatte Mary, die das Bewegungstraining mit ihrem Mann
nur begonnen hatte, um ihn anzuspornen, in ihren eigenen Bemühungen nachgelassen. Jetzt beobachteten sie und ihre Bekannten voll Respekt und Bewunderung, was mit Uly vor sich ging. Stufenweise
rückte er im aerobischen Programm bis zu einer Wochenleistung von
48 km auf und reduzierte sein Gewicht auf 84 kg. Seine Vitalität, sein
gutes Aussehen und seine Begeisterung schienen täglich zuzunehmen.
»Ich beneidete ihn um seine Wandlung«, sagt Mary heute. »Jahrelang hatte ich ihn getriezt, endlich etwas für seine Gesundheit zu
tun, und plötzlich war er nicht mehr zu halten.«

Im Juni 1970, etwa ein Jahr nach dem Beginn seiner »Rehabilitation«,
traf Uly einen Sportlehrer, der mit ihm über den Bostoner Marathonlauf sprach und ihm sagte, nach einem Jahr Training würde er
genügend vorbereitet sein, um mitlaufen zu können. An diesem Wettlauf 1971 teilnehmen zu können, wurde jetzt sein Traum.

»Wenn ich beim Bostoner Marathon durchhalte«, ließ er Mary wissen,
»mache ich eine Europa-Reise mit dir.«

»Gut«, antwortete sie, »schließen wir einen Pakt. Ich laufe im November beim Turkey Trot mit und du im April beim Bostoner Marathon.«

Nun begann das Ehepaar Vlamides systematisch zu trainieren. Oft liefen sie spät abends nach der Tagesarbeit. Mary lief gewöhnlich 2,4 km
und einmal in der Woche in langsamem Tempo eine Strecke von
9,6 km. Uly brachte es allmählich bis auf 80 oder 100 km in der
Woche, und sein Gewicht nahm abermals ab, bis er nur noch 77 kg
wog. Mary hielt ihr Versprechen ein · und lief den Turkey Trot;
gleich ihrem Mann ging sie als Letzte durchs Ziel, war aber ebenso
stolz, daß sie den Lauf durchgehalten hatte. Dann gab es eine unange

nehme Überraschung. Uly erfuhr, daß er in seiner von der Amateur Athletic Union zu bestätigenden Laufpraxis noch nicht weit genug sei, um sich rechtzeitig für das Bostoner Marathon qualifizieren lassen zu können.

Aber wenn schon! Er beschloß, am Marathon des Geländelauf-Klubs von Dallas im März teilzunehmen. Und das tat er denn auch. Unvorhergesehenerweise machte seine Frau mit.

Es war ein windiger Tag, als das große Ereignis stattfand. Uly startete zu seinem 42-km-Ausdauertest, angefeuert durch den gewohnten Freundeskreis, unter den sich auch Mary gemischt hatte. Die Stunden vergingen, und die ersten Läufer passierten die Ziellinie. Mary, von Neugier und innerer Unruhe getrieben, entschloß sich plötzlich, mit dem Fahrer des Schrittmacherwagens loszufahren und sich nach Uly umzuschauen. Bei der 32-km-Markierung fand sie ihren Mann – nahe daran, aufzugeben.

»Es ist aus«, japste er, als er seine Frau sah.

»Nichts ist aus«, erwiderte sie rasch, »du kannst jetzt nicht aufgeben. Ich komme heraus und laufe mit dir.«

Obwohl sie lange Hosen und keine Laufschuhe, sondern nur Ledersandalen anhatte, stieg sie aus dem Wagen und lief in dem starken Wind diese letzten zehn Kilometer neben Uly her. »Sie redete die ganze Zeit auf mich ein«, erzählte er später. »Ich folgte einfach ihrer Stimme, und da klappte es.«

»Ich war in einer Art Panik«, sagte Mary. »Und dann – das Abkommen wegen der Europa-Reise!«

Die letzten Kilometer ging Uly im Schritt. Seine Gesamtzeit betrug 4 Stunden, 18 Minuten. Gesiegt hatten sie gemeinsam.

Der Plan, in diesem Sommer nach Europa zu fahren, fiel ins Wasser, dafür wurde die Münchner Olympiade ins Auge gefaßt. Uly hat inzwischen den »idealen« Marathonlauf mitgemacht; bequem und ohne Anstrengung legte er die ganze Strecke zurück und brauchte dazu 3 Stunden, 45 Minuten. Sie trainieren weiter zusammen – und sehen um zehn Jahre jünger aus, als sie sind.

Ich möchte nicht sagen, die Teilnahme am Marathonlauf – oder auch nur annähernd die von Mrs. und Mrs. Vlamides für das Training aufgewandte Zeit – sei für die Mehrzahl der Ehepaare angemessen. Aber welche Frau hätte nicht die größte Freude an dem Bewußtsein, ihrem Mann mit dem Training zu neuer Gesundheit verholfen zu haben? Welche Frau würde nicht ein Geschenk wie dasjenige schätzen, das Mary von ihrem Mann damit bekam, daß er ihr sagte, dies sei das Großartigste, was sie jemals für ihn getan habe!

In einem der vorausgegangenen Kapitel sprach ich über den vom Üben in der Gruppe ausgehenden Anreiz zum Beginnen und Weitermachen. Sich zur Bewältigung eines gemeinsamen Problems zusammenzufinden, kann äußerst zweckmäßig sein. Ein sehr deutliches Bild von dieser Taktik geben die in letzter Zeit überall in unserem Lande entstandenen Therapie-Gruppen. Raucher und Dicke oder auch Leute, die ihr Empfindungsvermögen trainieren wollen, ferner, auf gefährlicherer Ebene: Spieler, Drogenabhängige und Alkoholiker – sie alle fanden Kraft, Auftrieb, Nahrung für ihre guten Absichten und anregende Verbundenheit in dieser Zusammenarbeit und gegenseitigen Unterstützung.

Von Anbeginn seiner aerobischen Untersuchungen in den Jahren bei der Air Force machte Ken die Erfahrung, daß die Menschen sehr gut auf das Gruppentraining ansprechen. Die Angehörigen seines Kreises, der sich scherzhaft »Cooper's Poopers' Club«* nannte, liefen mit Hingabe und Gewissenhaftigkeit in ihren freien Stunden während der Mittagszeit und nach Feierabend. Sie entwarfen sogar ein eigenes Abzeichen mit einem im Südwesten heimischen Kuckucksvogel darauf – dem Rennkuckuck oder Chaparral Bird, der für seinen sehr schnellen Lauf bekannt ist.

Wer Übergewicht hat, wird sicherlich, wenn er mit anderen zusammen trainiert, die unter demselben Übel leiden, weniger an sein Aussehen denken und befürchten aufzufallen, als wenn er für sich allein wäre. Aber noch wichtiger für die seelische Verfassung ist wohl dabei der menschliche Kontakt. Bei mir selbst ist dies ganz verschieden. Manchmal übe ich gern allein, ein andermal lieber mit Ken; bisweilen aber, vor allem dann, wenn ich einmal im Training nachgelassen habe, kann ich am besten wieder in meine tägliche Routine gelangen und sie aufrechterhalten, wenn ich mit anderen Frauen zusammen laufe. Camper und Leute, die in der Wildnis wandern, kennen die besondere Bindung, die Bereitschaft zur Hilfeleistung, zu der das Überlebenwollen in den Wäldern zwingt. Und gar nicht viel anders verhält es sich mit der Kameradschaft, die sich aus den gemeinsamen Bemühungen in einem Trainingsprogramm entwickelt.

Noch in anderer Hinsicht lassen sich Training und Camping miteinander vergleichen. Beide erzeugen ein gewisses Gefühl des »Aufgekratztseins«. Eines Abends traf ich mit einem halben Dutzend

---

* Etwa: Coopers Schnaufer-Klub.

Frauen zusammen, die dem Geländelauf-Klub von Dallas angehören und gemeinsam zu trainieren pflegen. Sie redeten so aufgeregt darüber, wie sie sich durch das Laufen fühlten, daß sie beinahe überkochten. »Auf jeden Fall erntet man Bewunderung von seinem Mann ...« »Bestimmt, es ist wie ein Schnellkursus in der Kunst, den Mann zu beeindrucken ...« »Menschen haben Menschen nötig. Einer zieht den andern mit. In der Gruppe ist es irgendwie weniger schlimm, wenn man sich mal zwanzig oder dreißig Sekunden länger anstrengt ...« »Da ist man schon beinahe vierzig, aber der Gedanke ans Altwerden macht einem gar nichts aus ...« »Sicher, es gibt Frauen, die geben tausend Dollar die Woche in so einer ›Schönheitsfarm‹ aus, aber wer Lauftraining macht, *denkt* überhaupt nicht daran, daß er so was nötig hätte ...« »Wenn ich regelmäßig laufe, *weiß* ich, daß ich gut aussehe – ich sehe das an meinem Gesicht.«

Ich könnte nicht schnell genug schreiben, um all diese hervorsprudelnden Worte einzufangen. Aber einen an Ken gerichteten Brief möchte ich Ihnen zu lesen geben; er repräsentiert Hunderte von ähnlichen, geschrieben von Frauen aus allen Gebieten der USA, die an einem von Gruppen in ihrer Nachbarschaft organisierten Training teilnehmen. Mrs. Shirley Adcock aus Orange in Kalifornien spricht für ungezählte, aber zahlreiche Mitschwestern:

Ich wünschte, Sie könnten sehen, wie sehr uns Ihr Buch geholfen hat. Schon bevor es erschien, hatten wir zu dritt mit Jogging angefangen, aber unser Vorhaben war recht planlos, da wir nicht wußten, welches Ziel wir anzusteuern hätten. Schließlich taten uns allen von den Betonstraßen, auf denen wir liefen, die Knöchel weh. Jede von uns hatte das Training dringend nötig – ich selbst hatte gerade den vierhundertsten vergeblichen Versuch mit Diät gemacht und war furchtbar niedergeschlagen. Die Schwerste von uns wog über 77 kg. Eine ist Ende 30, eine 40, und ich bin 42. Dann kam das Buch *Bewegungstraining* heraus!

Jetzt laufen wir unsere Runden im Stadtpark. Das Stadtgartenamt schickte uns einen Mann, der eine Meile, anderthalb Meilen und zwei Meilen für uns ausmaß. Er setzte die Markiersteine auf und sagte, die Behörde sei erfreut, daß wir so etwas in Gang brächten. Inzwischen laufen der Fleischer vom nahe liegenden Markt, die Feuerwehrleute von der Wache dieses Bezirks, ein Polizist, der schon öfters am frühen Morgen aufgekreuzt war, um uns zuzuschauen, und drei Geschäftsleute; und unsere ›Stammgruppe‹ hat sich von drei auf acht Frauen erweitert. Alle sind sehr ernsthaft bei der

Sache – und wir haben ein wunderbares Gefühl der Erfüllung, wenn wir mit dem Üben fertig sind und der Tag vor uns liegt, und wir haben eine Energie, die wir nie zu besitzen glaubten.

Wie ich weiß, interessieren Sie sich hauptsächlich für Lunge und Kreislauf und Herz und all solches Zeugs, für uns aber gibt es das wunderbare Gefühl einer kleineren Kleidernummer; Freudenschreie, wenn der Zeiger auf der Wiegeskala zurückgeht; und die Fähigkeit, weniger zu essen, ohne eigentlich Diät zu halten. Ich weiß nicht, wie ich es erklären soll, aber wir alle sind Ihnen Dank schuldig für Ihr Buch. Wenn ich es hervorhole und versuche, einen neuen Rekruten für unsere Mannschaft anzuwerben, sagt mein Mann zwar noch immer: ›O Gott, da kommt sie wieder mit ihrer Bibel!‹, aber ich merke, daß er sich selbst schon für das Laufen zu interessieren beginnt.

Sollten Sie jemals Verwendung für ein Foto haben, auf dem ein paar schwitzende, schnaubende, keuchende und über das ganze Gesicht grinsende Frauen zu sehen sind, dann lassen Sie es mich bitte wissen. Und wenn dieser Brief für Sie eine Hilfe bei dem Versuch sein kann, noch andere Frauen für eine Sache zu interessieren, die sie vielleicht nicht ›vornehm‹ finden, die ihnen aber von großem Nutzen sein kann, dann machen Sie nur ohne weiteres davon Gebrauch. Anstrengendes Training ist, wie Sie sagten, kein ›netter‹ Zeitvertreib – aber wie sehr freuen wir uns alle über das, was es uns schließlich einbringt!

15. In Briefen und Sprechstunden oft gestellte Fragen

Eines Morgens fand Ken in seiner Post einen Brief vor, dessen Absender zu wissen wünschte, wie er die Kraft nutzen könne, die zur Zeit auf den Bezirk um seinen Nabel beschränkt sei. Das war nun keine der *oft gestellten Fragen*.

In diesem Abschnitt will ich Kens Antworten auf die Fragen über das Bewegungstraining wiedergeben, die am häufigsten an ihn gerichtet werden. Manche sind von allgemeinem Interesse, andere gelten für besondere Situationen.

Strecken mit Steigungen

»Ich wohne in den Bergen von Tennessee, und nirgends in meiner Nähe ist das geringste ebene Gelände. In der ersten Woche des Aufbautrainings müßte ich nach der Tabelle eine Meile in 15 Minuten gehen. Gilt dies sowohl für ansteigende wie für ebene Strecken?«

Der aerobische Effekt ist beim Aufwärtsgehen natürlich größer als beim Abwärtsgehen; es ist aber kaum möglich, den Unterschied exakt zu messen. Ist der Aufstieg quantitativ gleich dem Abstieg, so wird es sich etwa ausgleichen. Wenn Sie jedoch überwiegend auf ansteigender Strecke gehen, brauchen Sie mehr Energie. In diesem Fall können Sie bei jedem Zeitziel ungefähr 2 Minuten dazurechnen.

Bergsteigen, Wandern in hohem Schnee

»Gibt es eine Möglichkeit, zu bestimmen, wieviel aerobische Punkte ich für mehrstündiges Klettern in den Bergen ansetzen kann? Und wie verhält es sich mit dem Waten in hohem Schnee mit schweren Stiefeln?«

Bergsteigen ist eine sehr brauchbare Methode, sich Punkte zu verschaffen. Da bereits die zusätzliche Belastung durch Hypoxie (Sauerstoffmangel) anzurechnen ist, erhöht sich der Punktwert sehr rasch. Leider ist es unmöglich, hierfür ein verläßliches Punktsystem aufzustellen, da man auf sehr verschiedene Weise klettern kann. Sie dürfen jedoch

sicher sein, daß gleichmäßig durchgeführtes Bergsteigen wenigstens 15 bis 20 Punkte einbringt. Beim Gehen oder Laufen im tiefen Schnee wird die Übung durch den beträchtlichen zu überwindenden Widerstand erschwert, was ebenfalls zusätzliche Punkte einbringen müßte. Auch bei dieser Mehrleistung ist eine genaue quantitative Messung schwierig. Ich würde den doppelten Punktwert veranschlagen.

Radfahren auf Steigungen

»Mein Mann und ich trainieren mit dem Fahrrad. Die Straßen in unserer Umgebung setzen sich aus kurzen, abwechselnd ansteigenden und abfallenden Abschnitten zusammen. So fällt bei uns die Erleichterung beim Abwärtsfahren nach einer Steigung fort. Zwar schaffen wir beide die geforderte Entfernung in der angegebenen Zeit, sind aber danach sehr erschöpft. Was raten Sie zu tun?«

Dies ist ein echtes Problem und erschwert tatsächlich die Durchführung Ihres Übungsprogramms. Sie können demnach etwa 25 Prozent zu der angegebenen Zeit hinzurechnen (bei einem Zeitziel von 12 Minuten wäre dies eine Verlängerung auf 15 Minuten) oder die Entfernung entsprechend verringern. Das macht die Sache natürlich etwas kompliziert, aber die einzige Alternative wäre, daß Sie Ihre Fahrräder ins Auto laden und in ein Gebiet mit erträglich flachem Gelände fahren.

Niedrige Herzfrequenz als Gesundheitsindex

»Welchen Beweis gibt es dafür, daß ein langsameres Schlagen des Herzens zur Verlängerung des Lebens beiträgt? Ich habe einen Puls von 60 Schlägen pro Minute und kann mich kaum auf den Beinen halten.«

Der Ruhepuls zeigt nicht unbedingt den Grad der körperlichen Fitness an. Bei vielen Leuten mit sehr niedriger Herzfrequenz liegt dies an einer Herzerkrankung. Ein Ruhepuls mit 60 Schlägen pro Minute kann nur dann als ein Zeichen von Gesundheit betrachtet werden, wenn er das Resultat systematischen Trainings ist.

Tempo contra Entfernung

»Mit zwei Freundinnen zusammen führe ich energisch das aerobische Jogging-Trainingsprogramm durch. Wir haben vor zwei Wochen an-

gefangen, laufen schon 1,6 km in 11 Minuten und sind ganz begeistert von unserem Fortschritt. Nun haben wir eine Frage: Was ist wichtiger – das Zeitziel einzuhalten oder die vorgeschriebene Strecke zu schaffen?«

Ken rät, mehr Gewicht auf die Entfernung als auf das Tempo zu legen. Man sollte sich vor allem bemühen, seine Punkte zu erzielen, ohne Rücksicht auf die dazu benötigte Zeit. Beispiel: Ein Lauf von 3,2 km in weniger als 16 Minuten entspricht 10 Punkten, während das Gehen und Laufen derselben Strecke in weniger als 20 Minuten 8 Punkte einbringt. Die letztere Übung ergibt also bei dreimaliger Durchführung pro Woche 24 Punkte und damit die mindestens erforderliche Punktzahl. Viele Frauen ziehen es vor, sich ihre Punkte ausschließlich mit dem Geh-Training zu verdienen, und jedenfalls ist dies eine zufriedenstellende Methode, den Trainingseffekt herbeizuführen.

Seitenstechen

»Ich habe mit dem Bewegungstraining angefangen und bekomme beim Laufen oft Seitenstechen oder Magenschmerzen. Wird dies aufhören, wenn ich besser in Form bin? Es scheint nichts Ernsthaftes zu sein.«

Schmerzen in der Seite sind eine charakteristische Begleiterscheinung der Anfangsstufen im Trainingsprogramm; gewöhnlich schwinden sie mit der Verbesserung der Kondition.

Hormonpillen

»Meine Frage betrifft die Frauen, die nach der Menopause noch Östrogen nehmen. Wirkt sich ›die Pille‹ in irgendeiner Weise auf das aerobische Trainingsprogramm aus?«

Sie sprechen hier offensichtlich von zwei Hormonpillen verschiedener Art. Östrogen kann die Frau nach den Wechseljahren nehmen, um ihren Hormonspiegel zu ergänzen (es reduziert – aber beseitigt nicht vollständig – die Osteoporose, einen Schwund des festen Knochengewebes, der häufig mit dem Alterungsprozeß einhergeht). Die zur Geburtenkontrolle benutzte Pille besteht überwiegend aus Progesteron, nur zum geringeren Teil aus Östrogen (und hat keine Wirkung in bezug auf die Osteoporose). Für Frauen, welche die eine oder andere Art von Hormonpillen nehmen, empfehle ich als Trainingsziel das grundlegende Minimum von 24 Punkten pro Woche mit Hilfe des ihrer Altersstufe entsprechenden Programms.

Schwierigkeiten beim Laufen auf der Stelle

»Das Laufen auf der Stelle ist meine einzige Trainingsform, weil es die praktischste für mich ist. Leider versuche ich *noch immer,* 2½ Minuten lang durchzuhalten. Aber schon nach kürzerem Üben habe ich in den Beinen ein Gefühl der Schwere, bekomme Muskelschmerzen und muß dann vor Schwäche aufhören und mich für einige Minuten aufs Bett legen. Gibt es eine Möglichkeit, diese Schmerzen zu umgehen?«

Für den Fall erheblicher Beschwerden beim Laufen auf der Stelle empfiehlt Ken, sich auf ein energisches Geh-Trainingsprogramm umzustellen. Wichtig ist, daß man es so weit bringt, pro Tag 2,4 bis 4,8 km zu marschieren. Ist dieses Niveau erreicht, so haben sich die Beine meist wieder genügend gekräftigt.

Aerobische Punkte für das Tanzen

»Ich bin überzeugt, daß das Tanzen eine aerobische Wirkung hat. Vor allem macht es mir natürlich Spaß, aber ich glaube, es trägt auch zu meiner Fitness bei. Viele der Frauen, mit denen ich befreundet bin, empfinden dies ebenso wie ich; wir schwitzen und haben einen gesundheitlichen Nutzen davon, doch fehlt es uns an der Möglichkeit, das Ausmaß dieses Nutzens festzustellen.

Ich meine, wenn die günstigen Auswirkungen gemessen und in Tabellen gefaßt werden könnten, dann hätten wir ein Übungsprogramm, das wir zu Hause, bei Radio- oder Plattenmusik durchführen könnten; das zugleich ein Vergnügen für uns wäre; das nicht langweilig würde, da es variiert und durch andere aerobische Übungen ergänzt werden könnte; mit dem wir vom Wetter unabhängig wären; durch das wir außer dem aerobischen Nutzen noch den Vorteil genießen würden, Anmut, innere Ausgeglichenheit und rhythmisches Gefühl zu entwickeln.«

Ken ist mehr und mehr davon überzeugt, daß vor allem für berufliche Tänzer und Tänzerinnen eine überdurchschnittlich gute körperliche Verfassung charakteristisch ist. Durch persönliche Bekanntschaft mit Vertretern des klassischen Tanzes wie dem Ballettmeister George Balanchine und aus Berichten über bekannte Tänzerinnen wie Juliet Prowse erfuhr er, daß sie, um in der für ihren Beruf nötigen Kondition zu bleiben, anstrengend trainieren müssen. (Dies trifft auch für alle anderen im Schaugeschäft Tätigen zu. Dinah Shore trainiert täg-

lich. Die bekannte Schauspielerin Julie Harris erzählte Ken, daß sie
soviel wie möglich spazierengehe und vor jeder Vorstellung Entspan-
nungs- und Lockerungsübungen mache.)

Unmöglich ist es allerdings, das Ausmaß des Sauerstoffverbrauchs für
das Tanzen im allgemeinen zu ermitteln; es kann auf so verschiedene
Weise getanzt werden, daß Messungen wenig Sinn hätten. Ken meint
– nur nach dem Gefühl, da er sich nicht auf reale Daten stützen kann –,
daß für einen Zeitraum von 30 Minuten ununterbrochenen Tanzens
Punkte angerechnet werden können (siehe S. 164 des Anhangs: die
Punktanalyse der einzelnen Tänze).

Zur Prüfung der Effektivität angestrengten Tanzens könnte unter
Umständen einer der Fitness-Tests herangezogen werden. Wenn man
nach der Tabelle wenigstens 10 Wochen lang das Tanztraining aus-
geübt hat, um 24 Punkte pro Woche zu erzielen, kann man den Test
vornehmen (bei einem Alter von über 30 Jahren mit der entsprechenden ärztlichen Unbedenklichkeitskontrolle), um festzustellen, in welche
Fitness-Gruppe man aufgerückt ist.

Laufen auf der Stelle als Vorbereitung für das Streckenlaufen

»Ich folge dem Trainingsprogramm für stationäres Laufen und habe
es damit zu einem Durchschnitt von 40 Punkten in der Woche gebracht. Ich bitte Sie, mir hierzu zwei Fragen zu beantworten. Wie
kommt es, daß ich große Mühe habe, auch nur eine Meile weit zu laufen? Schließlich laufe ich ohne die geringsten Schwierigkeiten 20 Minuten auf der Stelle, mit etwa 90 bis 100 Schritten in der Minute.
Worin besteht dabei der Unterschied? Im übrigen bekomme ich Platt-
füße. Warum? Meine Tennisschuhe haben nach meinem Eindruck genügend kräftige Sohlen, und außerdem trage ich Einlagen.«

Das Laufen auf der Stelle trainiert nicht dieselben Muskeln wie der
Langstreckenlauf. Für diejenigen, die meist auf der Stelle laufen, ist
es deshalb schwierig, eine oder anderthalb Meilen in der geforderten
Zeit zurückzulegen. Doch wird es bei etwas zusätzlichem Training im
Streckenlaufen schließlich auch für sie möglich, beschwerdelos die ihrem
Alter entsprechende Minimalforderung zu erfüllen. Was das Fußpro-
blem betrifft, so muß darauf hingewiesen werden, daß es auch für das
Laufen auf der Stelle wesentlich ist, sich ein Paar gute Laufschuhe
mit dicken, weichen Sohlen anzuschaffen.

Die Erhaltung der Frisur

»Wenn ich trainiere, schwitze ich immer stark, auch an der Kopfhaut, so daß das Haar seine Wellen vollkommen verliert und in Strähnen herabhängt. Warum wird die Frisur vom Training so sehr mitgenommen?«

Vermutlich hängt dies von der Art des Haarwuchses ab, aber tatsächlich klagen Frauen oft darüber, daß ihre Frisur nach dem Trainieren aus der Form gerate. Manche Frauen nennen dies als einzigen Grund, weshalb sie sich nicht zum Bewegungstraining entschließen können. Aber da man heute überall billige Perücken und Toupets in den verschiedensten Formen bekommen kann, dürfte dieser Grund kaum mehr stichhaltig sein.

Denken Sie daran, wie sehr Ihr prächtiges Haar gewinnen wird, wenn es einen höchst attraktiven Körper krönt. Für manche Frauen wird es vielleicht die beste Lösung sein, einen kurzen, natürlichen Haarschnitt zu tragen, der sich rasch schampunieren läßt und das Wellenlegen unnötig macht, oder sich das Haar so lang wachsen zu lassen, daß es glatt nach hinten gebunden werden kann. Ich selbst mache es folgendermaßen: Am Freitag gehe ich in den Schönheitssalon und habe dann am Wochenende, wenn ich nicht trainiere, eine modische Frisur. Und an den übrigen Tagen wähle ich für das Training nach Möglichkeit solche Stunden, in denen ich wenig schwitze. Im Grunde mache ich mir aber nicht viel Sorgen darum, denn, wie gesagt, das Haar wirkt um so schöner, je besser die körperliche Verfassung ist.

Bewegungstraining und Rauchen

Nützen diese Übungen einem leidenschaftlichen Raucher? Kann ein Raucher, dem es nicht gelingt, seine Gewohnheit aufzugeben, in den Genuß der aerobischen Vorteile kommen? Derartige Fragen werden leider noch immer recht häufig an uns gerichtet.

Man weiß, daß das Rauchen bei Herz- wie auch bei Lungenkrankheiten eine Rolle spielt. Bei Rauchern sind Herzattacken dreimal so häufig wie bei Nichtrauchern. Schon 10 Zigaretten pro Tag verhindern, daß man im Training die natürliche Maximalleistung erreicht, und zwar infolge der verminderten Fähigkeit des Körpers, Sauerstoff von der Lunge zu den Muskeln zu transportieren.

Viele, die ein Trainingsprogramm beginnen, geben es wieder auf, weil sie feststellen müssen, daß sie über einen gewissen Punkt hinaus keine

Fortschritte machen; denn hier liegt die ihrer Lungenkapazität durch
das Rauchen gesetzte Grenze!

Erfreulicherweise wird für andere das Bewegungstraining zu einem Ersatz für das Rauchen, so daß sie gern auf den Tabak verzichten. Dies
heißt eine destruktive für eine konstruktive Gewohnheit opfern.

Wer aber das Rauchen nicht sein lassen will, sollte doch unter allen
Umständen trainieren, denn er hat es dringend nötig, wenigstens
etwas gegen die Auswirkungen des Tabaks zu tun.

Bewegungstraining und Alkohol

Viele Männer und Frauen, die gern vor jeder Mahlzeit oder bei ge-
selligem Zusammensein ihren Drink nehmen, fragen uns, ob alkoho-
lische Getränke sich nachteilig auf die Fähigkeit auswirken, aerobische Punkte zu erzielen oder den Trainingseffekt zu entwickeln.

Nicht jedem bekommt dasselbe gleich gut. Für Mrs. Jones kann ein
Drink soviel bewirken wie drei Drinks für Miss Smith. Deshalb können wir unmöglich etwas Allgemeingültiges dazu sagen, außer, daß
unseres Wissens Enthaltsamkeit der einzig sichere Weg ist, schädliche
Wirkungen zu vermeiden.

Wenn man bedenkt, daß 45 ccm Gin, Rum, Wodka oder Whisky 150
Kalorien liefern und daß man, um diese loszuwerden, 2,4 km in 12 Minuten laufen oder 4 km in 50 Minuten marschieren muß, wird man
vielleicht doch gern einmal einen Cocktail übergehen.

16. Energisch, tapfer, siegreich und - warum nicht? - auch stolz

Als Ken die Überschrift zu diesem Kapitel sah, fragte er mich, was ich denn noch weiter zu sagen hätte: es sei doch schon alles im Titel enthalten. Man sollte meinen, er wüßte inzwischen, daß ich immer noch etwas mehr zu sagen habe – auf diesen letzten Seiten einiges über die Motivation.

Eine starke innere Bereitschaft ist sicherlich der entscheidende Faktor bei allem, was man auszuführen beabsichtigt, und Einzelziele sind ebenso wie die allgemeine Zielsetzung eine große Hilfe bei der beharrlichen Weiterverfolgung des einmal beschrittenen Weges. Ein besonders reizvoller Aspekt des aerobischen Punktesystems bietet sich in der Tatsache, daß man immer nach einem bestimmten Maß an Leistung zu streben hat. Die von Ken für die Frauen aufgestellten, fortschreitenden Trainingsstufen verlangen alle eine gewisse Anstrengung, doch sind sie erreichbar. Sie wurden so mäßig bemessen, daß man, ihre genaue Einhaltung vorausgesetzt, nicht körperlich überfordert werden kann.

Der Lohn für die Anstrengung wird in dem Bewußtsein bestehen, Energie und Tapferkeit bewiesen und gesiegt zu haben, und in dem Wissen, den besten bisher von der Wissenschaft nachgewiesenen Weg gegangen zu sein, um seine Gesundheit zu schützen.

Körperliche Übungen als Mittel der Prävention und der Therapie einzusetzen, ist keine neue, sondern die Wiederbelebung einer alten Idee. Schon vor längerer Zeit bemühten sich Ärzte, die Volksgesundheit durch Vorsorgemedizin zu heben. Aber in den letzten Jahrzehnten haben gewisse Krankheiten epidemische Ausmaße erreicht (den Herz- und Gefäßleiden fallen in den USA jährlich über eine Million Menschen zum Opfer), und auch jüngere Leute erleiden Attacken (Herzkrankheit führt zum Tode bei einem von zehn Patienten unter 35 und bei einem von drei Patienten über 35). Daneben haben sich alle möglichen neuen Formen körperlicher Leiden entwickelt. So waren die Ärzte gezwungen, den größten Teil ihrer Zeit der Behandlung akuter Fälle zu widmen. Wenn im Hause Feuer ausgebrochen ist, muß man es löschen und darüber nachdenken, wie man verhindern kann, daß dasselbe noch einmal geschieht.

Bei dem Zahlenverhältnis der Ärzte und Patienten in unserem Lande

– von ersteren brauchten wir mindestens 50 000 mehr – ist es klar, daß die meisten Ärzte ihre Zeit darauf verwenden müssen, die Feuersbrünste zu löschen. Ken hat die Hoffnung, daß die aerobische Therapie dazu beitragen wird, daß Ärzte *und* die Gesamtheit der Bevölkerung sich mehr damit beschäftigen werden, dem Ausbruch des Feuers vorzubeugen. Ich bin überzeugt, daß sich dann das Zahlenverhältnis der Ärzte und Patienten im günstigen Sinne verändern würde, weil wir weniger Kranke hätten.

Die American Health Foundation hat festgestellt, daß 87 300 000 Amerikaner – fast die Hälfte der Bevölkerung – an einer oder mehreren chronischen Krankheiten leiden, und nach unserem bisherigen System der Heilbehandlung wird sehr vieles zu spät getan.

Deshalb möchte ich dieses Buch abschließen mit der Bitte: Warten Sie nicht, kümmern Sie sich *jetzt* um Ihre Gesundheit, solange Sie noch darüber verfügen, und freuen Sie sich mit mir über diesen Brief, den wir gerade von Mrs. Pat Neumann aus Indiana bekamen, jener Frau, deren Erfahrungen mit dem Bewegungstraining wir im ersten Kapitel kennengelernt haben.

Raten Sie, aus welchem Grunde ich in diesen Tagen meine Übungen etwas eingeschränkt habe. Nach fünfzehnjähriger Ehe werde ich – im Alter von vierzig Jahren – ein Baby bekommen. Wir sind total überrascht! Ich werde nun wohl nichts ›Anstrengendes‹ unternehmen, aber ein paar Meilen zu laufen, ist für eine aerobisch trainierte Frau keine wirkliche Anstrengung. Wenn ich an Umfang zunehme, will ich zum Schwimmen übergehen.

Ich brauche nicht zu befürchten, daß ich die Lust am Training jemals verlieren und mein Übungsprogramm aufgeben werde, und wahrscheinlich werde ich beim Laufen bleiben, bis ich es, im hohen Alter, nur noch zu einem kleinen Zockeltrab bringe. Zu sehr habe ich die Vorteile des Laufens schätzen gelernt.

Übrigens, als ich dem Frauenarzt neulich mein Alter nannte, sagte er: ›Sie meinen neunund*zwanzig,* nicht wahr?‹

›Nein, neunund*dreißig,* ich bin neununddreißig‹, erwiderte ich selbstgefällig.

Jaaa – Bewegungstraining!

Anhang

Erweiterung des Punktesystems

1. Gehen/Laufen
Streckenzunahme um je 160 m ($^1/_{10}$ Meile)

Da die Wanderung oder der Lauf gewöhnlich bei der eigenen Wohnung beginnt und wieder endet und die Strecke meist nicht glatt mit einer oder selbst einer halben Meile (1,6 bzw. 0,8 km) abschließt, wurde häufig der Wunsch nach einer Punktetabelle geäußert, in welcher die Entfernungen stärker gestaffelt angegeben sind. Mit der folgenden Tabelle wird diesem Bedürfnis Rechnung getragen; sie zeigt die Punktwerte für das Gehen bzw. Laufen auf Strecken zwischen 1,6 und 8 km, gesteigert um jeweils 160 m.

1.600 m

19:59–14:30 Minuten	1
14:29–12:00 Minuten	2
11:59–10:00 Minuten	3
9:59– 8:00 Minuten	4
7:59– 6:31 Minuten	5
6:30– 5:45 Minuten	6
unter 5:45 Minuten	7

1.760 m

21:59–15:57 Minuten	$1^1/_8$
15:56–13:12 Minuten	$2^1/_4$
13:11–11:00 Minuten	$3^1/_3$
10:59– 8:48 Minuten	$4^1/_2$
8:47– 7:09 Minuten	$5^1/_2$
7:08– 6:20 Minuten	$6^2/_3$
unter 6:20 Minuten	$7^3/_4$

1.920 m

23:59–17:24 Minuten	$1^1/_4$
17:23–14:24 Minuten	$2^1/_2$
14:23–12:00 Minuten	$3^2/_3$
11:59– 9:36 Minuten	5
9:35– 7:48 Minuten	6
7:47– 6:55 Minuten	$7^1/_3$
unter 6:55 Minuten	$8^1/_2$

2.080 m

25:59–18:51 Minuten	$1^3/_8$
18:50–15:36 Minuten	$2^3/_4$
15:35–13:00 Minuten	4
12:59–10:24 Minuten	$5^1/_2$
10:23– 8:27 Minuten	$6^1/_2$
8:26– 7:30 Minuten	8
unter 7:30 Minuten	$9^1/_4$

2.240 m

27:59–20:18 Minuten	$1^1/_2$
20:17–16:48 Minuten	$2^3/_4$
16:47–14:00 Minuten	$4^1/_2$
13:59–11:00 Minuten	6
10:59– 9:06 Minuten	7
9:05– 8:05 Minuten	$8^2/_3$
unter 8:05 Minuten	10

2.400 m

29:59–21:45 Minuten	$1^1/_2$
21:44–18:00 Minuten	3
17:59–15:00 Minuten	$4^1/_2$
14:59–12:00 Minuten	6
11:59– 9:45 Minuten	$7^1/_2$
9:44– 8:40 Minuten	9
unter 8:40 Minuten	$10^1/_2$

2.560 m

31:59–23:12 Minuten	$1^5/_8$
23:11–19:12 Minuten	$3^1/_4$
19:11–16:00 Minuten	$4^2/_3$
15:59–12:48 Minuten	$6^1/_2$
12:47–10:24 Minuten	8
10:23– 9:15 Minuten	$9^2/_3$
unter 9:15 Minuten	$11^1/_4$

2.720 m

33:59–24:39 Minuten	$1^3/_4$
24:38–20:24 Minuten	$3^1/_2$
20:23–17:00 Minuten	5
16:59–13:36 Minuten	7
13:35–11:03 Minuten	$8^1/_2$
11:02– 9:50 Minuten	$10^1/_3$
unter 9:50 Minuten	12

2.880 m

35:59–26:06 Minuten	$1^7/8$
26:05–21:36 Minuten	$3^3/4$
21:35–18:00 Minuten	$5^1/3$
17:59–14:24 Minuten	$7^1/2$
14:23–11:42 Minuten	9
11:41–10:25 Minuten	11
unter 10:25 Minuten	$12^3/4$

3.040 m

37:59–27:33 Minuten	$1^7/8$
27:32–22:48 Minuten	$3^3/4$
22:47–19:00 Minuten	$5^2/3$
18:59–15:12 Minuten	$7^1/2$
15:11–12:21 Minuten	$9^1/2$
12:20–11:00 Minuten	$11^1/2$
unter 11:00 Minuten	$13^1/2$

3.200 m

40:00 Minuten oder mehr	1
39:59–29:00 Minuten	2
28:59–24:00 Minuten	4
23:59–20:00 Minuten	6
19:59–16:00 Minuten	8
15:59–13:00 Minuten	10
12:59–11:30 Minuten	12
unter 11:30 Minuten	14

3.360 m

42:00 Minuten oder mehr	1*
41:59–30:27 Minuten	$2^1/8$
30:26–25:12 Minuten	$4^1/4$
25:11–21:00 Minuten	$6^1/3$
20:59–16:48 Minuten	$8^1/2$
16:47–13:39 Minuten	$10^1/2$
13:38–12:05 Minuten	$12^2/3$
unter 12:05 Minuten	$14^3/4$

3.520 m

44:00 Minuten oder mehr	1*
43:59–31:54 Minuten	$2^1/4$
31:53–26:24 Minuten	$4^1/2$
26:23–22:00 Minuten	$6^2/3$
21:59–17:36 Minuten	9
17:35–14:18 Minuten	11
14:17–12:40 Minuten	$13^1/3$
unter 12:40 Minuten	$15^1/2$

3.680 m

46:00 Minuten oder mehr	1*
45:59–33:21 Minuten	$2^3/8$
33:20–27:36 Minuten	$4^3/4$
27:35–23:00 Minuten	7
22:59–18:24 Minuten	$9^1/2$
18:23–14:57 Minuten	$11^1/2$
14:56–13:15 Minuten	14
unter 13:15 Minuten	$16^1/4$

3.840 m

48:00 Minuten oder mehr	1*
47:59–34:48 Minuten	$2^1/2$
34:47–28:48 Minuten	$4^3/4$
28:47–24:00 Minuten	$7^1/3$
23:59–19:12 Minuten	$9^1/2$
19:11–15:36 Minuten	12
15:35–13:50 Minuten	$14^1/2$
unter 13:50 Minuten	17

4.000 m

50:00 Minuten oder mehr	1*
49:59–36:15 Minuten	$2^1/2$
36:14–30:00 Minuten	5
29:59–25:00 Minuten	$7^1/2$
24:59–20:00 Minuten	10
19:59–16:15 Minuten	$12^1/2$
16:14–14:20 Minuten	15
unter 14:20 Minuten	$17^1/2$

* Übung mit genügender Dauer für eine günstige Wirkung auf das Herz-Kreislauf-System. Bei diesem Tempo würde normalerweise kein Trainingseffekt eintreten; hier aber beginnt er sich bemerkbar zu machen, weil die Übung über einen genügend langen Zeitraum ausgedehnt ist.

4.160 m

52:00 Minuten oder mehr	1*
51:59–37:42 Minuten	2 5/8
37:41–31:12 Minuten	5 1/4
31:11–26:00 Minuten	7 2/3
25:59–20:48 Minuten	10 1/2
20:47–16:54 Minuten	13
16:53–15:00 Minuten	15 2/3
unter 15:00 Minuten	18 1/4

4.320 m

54:00 Minuten oder mehr	1*
53:59–39:09 Minuten	2 3/4
39:08–32:24 Minuten	5 1/2
32:23–27:00 Minuten	8
26:59–21:36 Minuten	11
21:35–17:33 Minuten	13 1/2
17:32–15:35 Minuten	16 1/3
unter 15:35 Minuten	19

4.480 m

56:00 Minuten oder mehr	1*
55:59–40:36 Minuten	2 7/8
40:35–33:36 Minuten	5 3/4
33:35–28:00 Minuten	8 1/3
27:59–22:24 Minuten	11 1/2
22:23–18:12 Minuten	14
18:11–16:10 Minuten	17
unter 16:10 Minuten	19 3/4

4.640 m

58:00 Minuten oder mehr	1*
57:59–42:03 Minuten	2 7/8
42:02–34:48 Minuten	5 3/4
34:47–29:00 Minuten	8 2/3
28:59–23:12 Minuten	11 1/2
23:11–18:51 Minuten	14 1/2
18:50–16:45 Minuten	17 1/2
unter 16:45 Minuten	20 1/4

4.800 m

1 Stunde oder mehr	1 1/2*
59:59–43:30 Minuten	3
43:29–36:00 Minuten	6
35:59–30:00 Minuten	9
29:59–24:00 Minuten	12
23:59–19:30 Minuten	15
19:29–17:15 Minuten	18
unter 17:15 Minuten	21

4.960 m

1 Std. 2 Min. oder mehr	1 1/2*
1 Std. 1:59–44:57 Min.	3 1/8
44:56–37:12 Minuten	6 1/4
37:11–31:00 Minuten	9 1/3
30:59–24:48 Minuten	12 1/2
24:47–20:10 Minuten	15 1/2
20:09–17:50 Minuten	18 2/3
unter 17:50 Minuten	21 3/4

5.120 m

1 Std. 4 Min. oder mehr	1 1/2*
1 Std. 3:59–46:24 Min.	3 1/4
46:23–38:24 Minuten	6 1/2
38:23–32:00 Minuten	9 2/3
31:59–25:36 Minuten	13
25:35–20:49 Minuten	16
20:48–18:25 Minuten	19 1/3
unter 18:25 Minuten	22 1/2

5.280 m

1 Std. 6 Min. oder mehr	1 1/2*
1 Std. 5:59–47:51 Min.	3 3/8
47:50–39:36 Minuten	6 3/4
39:35–33:00 Minuten	10
32:59–26:24 Minuten	13 1/2
26:23–21:28 Minuten	16 1/2
21:27–19:00 Minuten	20
unter 19:00 Minuten	23 1/4

* Übung mit genügender Dauer für eine günstige Wirkung auf das Herz-Kreislauf-System. Bei diesem Tempo würde normalerweise kein Trainingseffekt eintreten; hier aber beginnt er sich bemerkbar zu machen, weil die Übung über einen genügend langen Zeitraum ausgedehnt ist.

5.440 m

1 Std. 8 Min. oder mehr	1½*
1 Std. 7:59–49:18 Min.	3⅜
49:17–40:48 Minuten	6¾
40:47–34:00 Minuten	10
33:59–27:12 Minuten	13½
27:11–22:07 Minuten	17
22:06–19:35 Minuten	20⅓
unter 19:35 Minuten	23¾

5.600 m

1 Std. 10 Min. oder mehr	1½*
1 Std. 9:59–50:45 Min.	3½
50:44–42:00 Minuten	7
41:59–35:00 Minuten	10½
34:59–28:00 Minuten	14
27:59–22:45 Minuten	17½
22:44–20:10 Minuten	21
unter 20:10 Minuten	24½

5.760 m

1 Std. 12 Min. oder mehr	1½*
1 Std. 11:59–52:12 Min.	3⅝
52:11–43:12 Minuten	7¼
43:11–36:00 Minuten	10⅔
35:59–28:48 Minuten	14½
28:47–23:24 Minuten	18
23:23–20:45 Minuten	21⅔
unter 20:45 Minuten	25¼

5.920 m

1 Std. 14 Min. oder mehr	1½*
1 Std. 13:59–53:39 Min.	3¾
53:38–44:24 Minuten	7½
44:23–37:00 Minuten	11
36:59–29:36 Minuten	15
29:35–24:03 Minuten	18½
24:02–21:15 Minuten	22⅓
unter 21:15 Minuten	26

6.080 m

1 Std. 16 Min. oder mehr	1½*
1 Std. 15:59–55:06 Min.	3⅞
55:05–45:36 Minuten	7¾
45:35–38:00 Minuten	11⅓
37:59–30:24 Minuten	15½
30:23–24:42 Minuten	19
24:41–21:50 Minuten	23½
unter 21:50 Minuten	26¾

6.240 m

1 Std. 18 Min. oder mehr	1½
1 Std. 17:59–56:33 Min.	3⅞
56:32–46:48 Minuten	7¾
46:47–39:00 Minuten	11⅔
38:59–31:12 Minuten	15½
31:11–25:21 Minuten	19½
25:20–22:25 Minuten	23⅔
unter 22:25 Minuten	27¼

6.400 m

1 Std. 20 Min. oder mehr	2*
1 Std. 19:59–58:00 Min.	4
57:59–48:00 Minuten	8
47:59–40:00 Minuten	12
39:59–32:00 Minuten	16
31:59–26:00 Minuten	20
25:59–23:00 Minuten	24
unter 23:00 Minuten	28

6.560 m

1 Std. 22 Min. oder mehr	2*
1 Std. 21:59–59:27 Min.	4⅛
59:26–49:12 Minuten	8¼
49:11–41:00 Minuten	12⅓
40:59–32:48 Minuten	16½
32:47–26:39 Minuten	20½
26:38–23:35 Minuten	24⅔
unter 23:35 Minuten	28¾

* Übung mit genügender Dauer für eine günstige Wirkung auf das Herz-Kreislauf-System. Bei diesem Tempo würde normalerweise kein Trainingseffekt eintreten; hier aber beginnt er sich bemerkbar zu machen, weil die Übung über einen genügend langen Zeitraum ausgedehnt ist.

6.720 m

1 Std. 24 Min. oder mehr	2*
1 Std. 23:59–60:54 Min.	4¼
60:53–50:24 Minuten	8½
50:23–42:00 Minuten	12²/₃
41:59–33:36 Minuten	17
33:35–27:18 Minuten	21
27:17–24:10 Minuten	25⅓
unter 24:10 Minuten	29½

6.880 m

1 Std. 26 Min. oder mehr	2*
1 Std. 25:59 bis 1 Std. 2:21 M.	4³/₈
1 Std. 2:20–51:36 Min.	8¾
51:35–43:00 Minuten	13
42:59–34:24 Minuten	17½
34:23–27:57 Minuten	21½
27:56–24:45 Minuten	26
unter – 24:45 Minuten	30¼

7.040 m

1 Std. 28 Min. oder mehr	2*
1 Std. 27:59 bis 1 Std. 3:48 M.	4½
1 Std. 3:47–52:48 Min.	8¾
52:47–44:00 Minuten	13⅓
43:59–35:12 Minuten	17½
35:11–28:36 Minuten	22
28:35–25:20 Minuten	26⅓
unter 25:20 Minuten	31

7.200 m

1 Std. 30 Min. oder mehr	2*
1 Std. 29:59 bis 1 Std. 5:15 M.	4½
1 Std. 5:14–54:00 Min.	9
53:59–45:00 Minuten	13½
44:59–36:00 Minuten	18
35:59–29:15 Minuten	22½
29:14–25:55 Minuten	27
unter 25:55 Minuten	31½

7.360 m

1 Std. 32 Min. oder mehr	2*
1 Std. 31:59 bis 1 Std. 6:42 M.	4⁵/₈
1 Std. 6:41–55:12 Minuten	9¼
55:11–46:00 Minuten	13²/₃
45:59–36:48 Minuten	18½
36:47–29:54 Minuten	23
29:53–26:30 Minuten	27²/₃
unter 26:30 Minuten	32¼

7.520 m

1 Std. 34 Min. oder mehr	2*
1 Std. 33:59 bis 1 Std. 8:09 M.	4¾
1 Std. 8:08–56:24 Min.	9½
56:23–47:00 Minuten	14
46:59–37:36 Minuten	19
37:35–30:33 Minuten	23½
30:32–27:00 Minuten	28⅓
unter 27:00 Minuten	33

7.680 m

1 Std. 36 Min. oder mehr	2*
1 Std. 35:59 bis 1 Std. 9:36 M.	4⁷/₈
1 Std. 9:35–57:36 Min.	9¾
57:35–48:00 Minuten	14⅓
47:59–38:24 Minuten	19½
38:23–31:12 Minuten	24
31:11–27:35 Minuten	29
unter 27:35 Minuten	33¾

7.480 m

1 Std. 38 Min. oder mehr	2*
1 Std. 37:59 bis 1 Std. 11:03 M.	4⁷/₈
1 Std. 11:02–58:48 Min.	9¾
58:47–49:00 Minuten	14²/₃
48:59–39:12 Minuten	19½
39:11–31:51 Minuten	24½
31:50–28:10 Minuten	29½
unter 28:10 Minuten	34¼

* Übung mit genügender Dauer für eine günstige Wirkung auf das Herz-Kreislauf-System. Bei diesem Tempo würde normalerweise kein Trainingseffekt eintreten; hier aber beginnt er sich bemerkbar zu machen, weil die Übung über einen genügend langen Zeitraum ausgedehnt ist.

8.000 m

1 Std. 40 Min. oder mehr	2½*
1 Std. 39:59 bis 1 Std. 12:30 M.	5
1 Std. 12:29 bis 1 Std.	10
59:59–50:00 Minuten	15
49:59–40:00 Minuten	20
39:59–32:30 Minuten	25
32:29–28:45 Minuten	30
unter 28:45 Minuten	35

8.800 m

1 Std. 50 Min. oder mehr	2½*
1 Std. 49:59 bis 1 Std. 19:45 M.	5½
1 Std. 19:44 bis 1 Std. 6:00 M.	11
1 Std. 5:59–55:00 Min.	16½
54:59–44:00 Minuten	22
43:59–35:45 Minuten	27½
35:44–31:35 Minuten	33
unter 31:35 Minuten	38½

9.600 m

2 Std. oder mehr	3*
1 Std. 59:59 bis 1 Std. 27:00 M.	6
1 Std. 26:59 bis 1 Std. 12:00 M.	12
1 Std. 11:59 bis 1 Std.	18
59:59–48:00 Minuten	24
47:59–39:00 Minuten	30
38:59–34:30 Minuten	36
unter 34:30 Minuten	42

10,4 km

2 Std. 10 Min. oder mehr	3*
2 Std. 9:59 bis 1 Std. 34:15 M.	6½
1 Std. 34:14 bis 1 Std. 18:00 M.	13
1 Std. 17:59 bis 1 Std. 5:00 M.	19½
1 Std. 4:59–52:00 Min.	26
51:59–42:15 Minuten	32½
42:14–37:22 Minuten	39
unter 37:22 Minuten	45½

11,2 km

2 Std. 20 Min. oder mehr	3½*
2 Std. 19:59 bis 1 Std. 41:30 M.	7
1 Std. 41:29 bis 1 Std. 24:00 M.	14
1 Std. 23:59 bis 1 Std. 10:00 M.	21
1 Std. 9:59–56:00 Min.	28
55:59–45:30 Minuten	35
45:29–40:15 Minuten	42
unter 40:15 Minuten	49

12 km

2 Std. 30 Min. oder mehr	3½*
2 Std. 29:59 bis 1 Std. 48:45 M.	7½
1 Std. 48:44 bis 1 Std. 30:00 M.	15
1 Std. 29:59 bis 1 Std. 15:00 M.	22½
1 Std. 14:59 bis 1 Std.	30
59:59–48:45 Minuten	37½
48:44–43:10 Minuten	45
unter 43:10 Minuten	52½

12,8 km

2 Std. 40 Min. oder mehr	4*
2 Std. 39:59 bis 1 Std. 56:00 M.	8
1 Std. 55:59 bis 1 Std. 36:00 M.	16
1 Std. 35:59 bis 1 Std. 20:00 M.	24
1 Std. 19:59 bis 1 Std. 4:00 M.	32
1 Std. 3:59–52:00 Min.	40
51:59–46:00 Minuten	48
unter 46:00 Minuten	56

13,6 km

2 Std. 50 Min. oder mehr	4*
2 Std. 49:59 bis 2 Std. 3:15 M.	8½
2 Std. 3:14 bis 1 Std. 42:00 M.	17
1 Std. 41:59 bis 1 Std. 25:00 M.	25½
1 Std. 24:59 bis 1 Std. 8:00 M.	34
1 Std. 7:59–55:15 Min.	42½
55:14–48:50 Minuten	51
unter 48:50 Minuten	59½

* Übung mit genügender Dauer für eine günstige Wirkung auf das Herz-Kreislauf-System. Bei diesem Tempo würde normalerweise kein Trainingseffekt eintreten; hier aber beginnt er sich bemerkbar zu machen, weil die Übung über einen genügend langen Zeitraum ausgedehnt ist.

14,4 km

3 Std. oder mehr	4 1/2 *
2 Std. 59:59 bis 2 Std. 10:30 M.	9
2 Std. 10:29 bis 1 Std. 48:00 M.	18
1 Std. 47:59 bis 1 Std. 30:00 M.	27
1 Std. 29:59 bis 1 Std. 12:00 M.	36
1 Std. 11:59 – 58:30 Min.	45
58:29 – 51:45 Minuten	54
unter 51:45 Minuten	63

15,2 km

3 Std. 10 Min. oder mehr	4 1/2 *
3 Std. 9:59 bis 2 Std. 17:45 M.	9 1/2
2 Std. 17:44 bis 1 Std. 54:00 M.	19
1 Std. 53:59 bis 1 Std. 35:00 M.	28 1/2
1 Std. 34:59 bis 1 Std. 16:00 M.	38
1 Std. 15:59 bis 1 Std. 1:45 M.	47 1/2
1 Std. 1:44 – 54:40 Min.	57
unter 54:40 Min.	66 1/2

16 km

3 Std. 20 Min. oder mehr	5 *
3 Std. 19:59 bis 2 Std. 25:00 M.	10
2 Std. 24:59 bis 2 Std.	20
1 Std. 59:59 bis 1 Std. 40:00 M.	30
1 Std. 39:59 bis 1 Std. 20:20 M.	40
1 Std. 19:59 bis 1 Std. 5:00 M.	50
1 Std. 4:59 – 57:30 Min.	60
unter 57:30 Min.	70

20 km

3 Std. 1:15 bis 2 Std. 30:00 M.	25
2 Std. 29:59 bis 2 Std. 5:00 M.	37 1/2
2 Std. 4:59 bis 1 Std. 40:00 M.	50
1 Std. 39:59 bis 1 Std. 21:15 M.	62 1/2
unter 1 Std. 21:15 M.	75

24 km

3 Std. 37:28 bis 3 Std.	30
2 Std. 59:59 bis 2 Std. 30:00 M.	45
2 Std. 29:59 bis 2 Std.	60
1 Std. 59:59 bis 1 Std. 37:30 M.	75
unter 1 Std. 37:30 M.	90

32 km

4 Std. 49:59 bis 4 Std.	40
3 Std. 59:59 bis 3 Std. 20:00 M.	60
3 Std. 19:59 bis 2 Std. 40:00 M.	80
2 Std. 39:59 bis 2 Std. 10:00 M.	100
unter 2 Std. 10:00 M.	120

40 km

6 Std. 2:25 bis 5 Std.	50
4 Std. 59:59 bis 4 Std. 10:00 M.	75
4 Std. 9:59 bis 3 Std. 20:00 M.	100
3 Std. 19:59 bis 2 Std. 42:30 M.	125
unter 2 Std. 42:30 M.	150

* Übung mit genügender Dauer für eine günstige Wirkung auf das Herz-Kreislauf-System. Bei diesem Tempo würde normalerweise kein Trainingseffekt eintreten; hier aber beginnt er sich bemerkbar zu machen, weil die Übung über einen genügend langen Zeitraum ausgedehnt ist.

2. Seilspringen

Dauer (Minuten)	Punkte	Dauer (Minuten)	Punkte	Dauer (Minuten)	Punkte
2:30	$3/4$	9:00	$2^2/_3$	15:00	$4^1/_2$
3:00	1	10:00	3	16:00	$5^1/_4$
4:00	$1^1/_4$	11:00	$3^1/_3$	17:00	6
5:00	$1^1/_2$	12:00	$3^2/_3$	17:30	$6^1/_2$
6:00	$1^2/_3$	12:30	$3^3/_4$	18:00	$6^3/_4$
7:00	2	13:00	4	19:00	$7^1/_2$
7:30	$2^1/_4$	14:00	$4^1/_3$	20:00	8
8:00	$2^1/_3$				

Anm.: Springen Sie mit beiden Füßen zugleich oder abwechselnd mit dem einen und dem anderen Fuß, 70–80mal pro Minute.

3. *Treppensteigen*
(10 Stufen von 15–18 cm Höhe; Neigungswinkel 25–30 Grad)

Zeit (Minuten)	Durchschnittliche Anzahl der Runden pro Minute					
	5	6	7	8	9	10
3:00	—	—	—	—	—	$2^1/_2$
3:30	—	—	—	—	2	—
4:00	—	—	$1^1/_2$	$1^3/_4$	—	$3^1/_4$
4:30	—	—	—	—	$2^3/_4$	—
5:00	$^1/_2$	1	$1^3/_4$	—	—	4
5:30	—	$1^1/_4$	—	$2^1/_2$	$3^1/_2$	—
6:00	$^3/_4$	—	2	—	—	$4^3/_4$
6:30	—	$1^1/_2$	—	3	$4^1/_4$	—
7:00	1	—	$2^1/_4$	—	—	$5^1/_2$
7:30	—	$1^3/_4$	—	$3^1/_2$	$4^1/_2$	—
8:00	$1^1/_4$	—	$2^3/_4$	—	—	$6^1/_2$
8:30	—	2	—	$3^3/_4$	$5^1/_2$	—
9:00	$1^1/_2$	—	3	4	$5^3/_4$	$7^1/_4$
9:30	—	$2^1/_4$	—	$4^1/_4$	6	—
10:00	$1^3/_4$	—	$3^1/_4$	$4^1/_2$	$6^1/_2$	8
10:30	—	—	$3^1/_2$	$4^3/_4$	$6^3/_4$	—
11:00	2	$2^1/_2$	$3^3/_4$	5	7	$8^3/_4$
11:30	—	—	—	$5^1/_4$	$7^1/_4$	—
12:00	$2^1/_4$	$2^3/_4$	4	$5^1/_2$	$7^1/_2$	$9^1/_2$
12:30	—	—	—	$5^3/_4$	$7^3/_4$	—
13:00	$2^1/_2$	3	$4^1/_4$	6	8	$10^1/_4$
13:30	—	—	—	$6^1/_4$	$8^1/_4$	—
14:00	$2^3/_4$	$3^1/_4$	$4^1/_2$	$6^1/_2$	$8^1/_2$	11
14:30	—	—	—	$6^3/_4$	$8^3/_4$	—
15:00	3	$3^1/_2$	$4^3/_4$	—	—	—

4. Schwimmen

200 m

6:40 Min. oder mehr	0
6:39–5:00 Minuten	1
4:59–3:20 Minuten	1$\frac{1}{2}$
unter 3:20 Minuten	2$\frac{1}{2}$

250 m

8:20 Min. oder mehr	0
8:19–6:15 Minuten	1$\frac{1}{4}$
6:14–4:10 Minuten	2
unter 4:10 Minuten	3

300 m

10:00 Min. oder mehr	1*
9:59–7:30 Minuten	1$\frac{1}{2}$
7:29–5:00 Minuten	2$\frac{1}{2}$
unter 5:00 Minuten	3$\frac{1}{2}$

350 m

11:40 Min. oder mehr	1*
11:39–8:45 Minuten	2
8:44–5:50 Minuten	3
unter 5:50 Minuten	4$\frac{1}{2}$

400 m

13:20 Min. oder mehr	1*
13:19–10:00 Minuten	2$\frac{1}{2}$
9:59–6:40 Minuten	3$\frac{1}{2}$
unter 6:40 Minuten	5

450 m

15:00 Min. oder mehr	1*
14:59–11:15 Minuten	3
11:14–7:30 Minuten	4
unter 7:30 Minuten	5$\frac{1}{2}$

500 m

16:40 Min. oder mehr	1*
16:39–12:30 Minuten	3
12:29–8:20 Minuten	4
unter 8:20 Minuten	6

550 m

18:20 Min. oder mehr	1*
18:19–13:45 Minuten	3$\frac{1}{2}$
13:44–9:10 Minuten	4$\frac{1}{2}$
unter 9:10 Minuten	7

600 m

20:00 Min. oder mehr	1$\frac{1}{2}$*
19:59–15:00 Minuten	4
14:59–10:00 Minuten	5
unter 10:00 Minuten	7$\frac{1}{2}$

650 m

21:40 Min. oder mehr	1$\frac{1}{2}$*
21:39–16:15 Minuten	4
16:14–10:50 Minuten	5$\frac{1}{2}$
unter 10:50 Minuten	8

700 m

23:20 Min. oder mehr	1$\frac{1}{2}$*
23:19–17:30 Minuten	4$\frac{1}{2}$
17:29–11:40 Minuten	6
unter 11:40 Minuten	8$\frac{1}{2}$

750 m

25:00 Min. oder mehr	1$\frac{1}{2}$*
24:59–18:45 Minuten	4$\frac{3}{4}$
18:44–12:30 Minuten	6$\frac{1}{2}$
unter 12:30 Minuten	9$\frac{1}{2}$

800 m

26:40 Min. oder mehr	1$\frac{1}{2}$*
26:39–20:00 Minuten	5
19:59–13:20 Minuten	6$\frac{1}{2}$
unter 13:20 Minuten	10

850 m

28:20 Min. oder mehr	1$\frac{1}{2}$*
28:19–21:15 Minuten	5$\frac{1}{4}$
21:14–14:10 Minuten	7
unter 14:10 Minuten	10$\frac{1}{2}$

* Übung mit genügender Dauer für eine günstige Wirkung auf das Herz-Kreislauf-System. Bei diesem Tempo würde normalerweise kein Trainingseffekt eintreten; hier aber beginnt er sich bemerkbar zu machen, weil die Übung über einen genügend langen Zeitraum ausgedehnt ist.

900 m

30:00 Min. oder mehr	2*
29:59–22:30 Minuten	5$1/2$
22:29–15:00 Minuten	7$1/2$
unter 15:00 Minuten	11$1/4$

950 m

31:40 Min. oder mehr	2*
31:39–23:15 Minuten	5$3/4$
23:14–15:50 Minuten	8
unter 15:50 Minuten	12

1000 m

33:20 Min. oder mehr	2*
33:19–25:00 Minuten	6$1/4$
24:59–16:40 Minuten	8$1/2$
unter 16:40 Minuten	12$1/2$

1100 m

36:40 Min. oder mehr	2*
36:39–27:30 Minuten	7
27:29–18:20 Minuten	9
unter 18:20 Minuten	13$3/4$

1200 m

40:00 Min. oder mehr	2$1/2$*
39:59–30:00 Minuten	7$1/2$
29:59–20:00 Minuten	10
unter 20:00 Minuten	15

1300 m

43:20 Min. oder mehr	2$1/2$*
43:19–32:30 Minuten	8
32:29–21:40 Minuten	11
unter 21:40 Minuten	16$1/4$

1400 m

46:40 Min. oder mehr	2$1/2$*
46:39–35:00 Minuten	8$3/4$
34:59–23:20 Minuten	11$1/2$
unter 23:20 Minuten	17$1/2$

1500 m

50:00 Min. oder mehr	3*
49:59–37:30 Minuten	9$1/2$
37:29–25:00 Minuten	12$1/2$
unter 25:00 Minuten	18$3/4$

1600 m

53:20 Min. oder mehr	3*
53:19–40:00 Minuten	10
39:59–26:40 Minuten	13$1/4$
unter 26:40 Minuten	20

1700 m

56:40 Min. oder mehr	3*
56:39–42:30 Minuten	10$1/2$
42:29–28:20 Minuten	14
unter 28:20 Minuten	21$1/4$

1800 m

1 Stunde oder mehr	3$1/2$*
59:59–45:00 Minuten	11
44:59–30:00 Minuten	15
unter 30:00 Minuten	22$1/2$

1900 m

1 Std. 3:20 Min. od. mehr	3$1/2$*
1 Std. 3:19–47:30 Min.	12
47:29–31:40 Minuten	15$3/4$
unter 31:40 Minuten	23$3/4$

2000 m

1 Std. 6:40 Min. od. mehr	3$1/2$*
1 Std. 6:39–50:00 Min.	12$1/2$
49:59–33:20 Minuten	16$1/2$
unter 33:20 Minuten	25

Zusatzbemerkung

Die Punkte sind für normales Kraulen berechnet, d.h. einen Energieverbrauch von 9 kcal pro Minute. Brustschwimmen beansprucht etwas weniger Energie, nämlich 7 kcal pro Minute, Rückenschwimmen dagegen etwas mehr: 8 kcal pro Minute. Die anstrengendste Form des Schwimmens, das Schmetterlingskraulen, erfordert 12 kcal pro Minute.

* Übung mit genügender Dauer für eine günstige Wirkung auf das Herz-Kreislauf-System. Bei diesem Tempo würde normalerweise kein Trainingseffekt eintreten; hier aber beginnt er sich bemerkbar zu machen, weil die Übung über einen genügend langen Zeitraum ausgedehnt ist.

5. Radfahren

Erläuterungen:

1. Die Punkte sind für den Fall berechnet, daß Steigungen und Abwärtsfahrten einander die Waage halten, z. B. bei Hin- und Rückfahrt auf derselben Strecke.
2. Die Punkte sind für den Fall berechnet, daß ebenso lange mit dem Wind wie gegen den Wind gefahren wird, z. B. bei Hin- und Rückfahrt auf derselben Strecke.
3. Bei Fahrten in nur einer Richtung und einem Gegenwind von über 8 km/h wird zum gesamten Punktgewinn ½ Punkt pro Meile (1,6 km) dazugerechnet.

3,2 km

12 Min. oder mehr	0
11:59 – 8:00 Minuten	1
7:59 – 6:00 Minuten	2
unter 6:00 Minuten	3

4,8 km

18 Min. oder mehr	0
17:59 – 12:00 Minuten	1½
11:59 – 9:00 Minuten	3
unter 9:00 Minuten	4½

6,4 km

21 Min. oder mehr	0
23:59 – 16:00 Minuten	2
15:59 – 12:00 Minuten	4
unter 12:00 Minuten	6

8 km

30 Min. oder mehr	1*
29:59 – 20:00 Minuten	2½
19:59 – 15:00 Minuten	5
unter 15:00 Minuten	7½

9,6 km

36 Min. oder mehr	1*
35:59 – 24:00 Minuten	3
23:59 – 18:00 Minuten	6
unter 18:00 Minuten	9

11,2 km

42 Min. oder mehr	1½*
41:59 – 28:00 Minuten	3½
27:59 – 21:00 Minuten	7
unter 21:00 Minuten	10½

12,8 km

48 Min. oder mehr	1½*
47:59 – 32:00 Minuten	4
31:59 – 24:00 Minuten	8
unter 24:00 Minuten	12

14,4 km

54 Min. oder mehr	2*
53:59 – 36:00 Minuten	4½
35:59 – 27:00 Minuten	9
unter 27:00 Minuten	13½

16 km

1 Std. oder mehr	2*
59:59 – 40:00 Minuten	5
39:59 – 30:00 Minuten	10
unter 30:00 Minuten	15

17,6 km

1 Std. 6 Min. oder mehr	2½*
1 Std. 5:59 – 44:00 Min.	5½
43:59 – 33:00 Minuten	11
unter 33:00 Minuten	16½

19,2 km

1 Std. 12 Min. oder mehr	2½*
1 Std. 11:59 – 48:00 Min.	6
47:59 – 36:00 Minuten	12
unter 36:00 Minuten	18

20,8 km

1 Std. 18 Min. oder mehr	3*
1 Std. 17:59 – 52:00 Min.	6½
51:59 – 39:00 Minuten	13
unter 39:00 Minuten	19½

* Übung mit genügender Dauer für eine günstige Wirkung auf das Herz-Kreislauf-System. Bei diesem Tempo würde normalerweise kein Trainingseffekt eintreten; hier aber beginnt er sich bemerkbar zu machen, weil die Übung über einen genügend langen Zeitraum ausgedehnt ist.

22,4 km

1 Std. 24 Min. oder mehr	3*
1 Std. 23:59–56:00 Min.	7
55:59–42:00 Minuten	14
unter 42:00 Minuten	21

24 km

1 Std. 30 Min. oder mehr	3$^1/_2$*
1 Std. 29:59 bis 1 Std.	7$^1/_2$
59:59–45:00 Minuten	15
unter 45:00 Minuten	22$^1/_2$

25,6 km

1 Std. 36 Min. oder mehr	3$^1/_2$*
1 Std. 35:59 bis 1 Std. 4 Min.	8
1 Std. 3:59–48:00 Min.	16
unter 48:00 Min.	24

27,2 km

1 Std. 42 Min. oder mehr	4*
1 Std. 41:59 bis 1 Std. 8 Min.	8$^1/_2$
1 Std. 7:59–51:00 Min.	17
unter 51:00 Min.	25$^1/_2$

28,8 km

1 Std. 48 Min. oder mehr	4*
1 Std. 47:59 bis 1 Std. 12 M.	9
1 Std. 11:59–54:00 Min.	18
unter 54:00 Min.	27

30,4 km

1 Std. 54 Min. oder mehr	4$^1/_2$*
1 Std. 53:59 bis 1 Std. 16 M.	9$^1/_2$
1 Std. 15:59–57:00 Min.	19
unter 57:00 Min.	28$^1/_2$

32 km

2 Std. oder mehr	4$^1/_2$*
1 Std. 59:59 bis 1 Std. 20 M.	10
1 Std. 19:59 bis 1 Std.	20
unter 1 Std.	30

40 km

2 Std. 30 Min. oder mehr	6*
2 Std. 29:59 bis 1 Std. 40 M.	12$^1/_2$
1 Std. 39:59 bis 1 Std. 15 M.	25
unter 1 Std. 15:00 Min.	37$^1/_2$

48 km

3 Std. oder mehr	7*
2 Std. 59:59 bis 2 Std.	15
1 Std. 59:59 bis 1 Std. 30 M.	30
unter 1 Std. 30:00 Min.	45

* Übung mit genügender Dauer für eine günstige Wirkung auf das Herz-Kreislauf-System. Bei diesem Tempo würde normalerweise kein Trainingseffekt eintreten; hier aber beginnt er sich bemerkbar zu machen, weil die Übung über einen genügend langen Zeitraum ausgedehnt ist.

6. Radfahren im Stand (auf dem Fahrradergometer)

(Pedalwiderstand so eingestellt, daß der Puls, unmittelbar nach der Übung gemessen, 140 beträgt)

Zeit (Minuten)	Durchschnittsgeschwindigkeit (km/h)					
	16	19	24	28	32	40
2:30	—	—	—	—	—	—
3:00	—	—	—	—	—	—
4:00	—	—	$1/2$	—	1	—
5:00	—	$1/2$	—	—	$1\,1/4$	2
6:00	$1/2$	—	$3/4$	—	$1\,1/2$	$2\,1/8$
7:00	—	—	—	1	$1\,3/4$	$2\,1/4$
7:30	—	$3/4$	—	$1\,1/8$	$1\,7/8$	$2\,3/8$
8:00	—	—	1	$1\,1/4$	2	$2\,1/2$
9:00	$3/4$	—	—	$1\,3/8$	$2\,1/4$	$2\,3/4$
10:00	—	1	$1\,1/4$	$1\,3/8$	$2\,1/2$	3
11:00	—	—	—	$1\,1/2$	$2\,5/8$	$3\,1/4$
12:00	1	—	$1\,3/8$	$1\,5/8$	$2\,3/4$	$3\,1/2$
12:30	—	$1\,1/4$	$1\,1/2$	$1\,7/8$	—	$3\,5/8$
13:00	—	—	—	$1\,7/8$	$2\,7/8$	$3\,3/4$
14:00	—	—	$1\,3/4$	2	3	4
15:00	$1\,1/4$	$1\,1/2$	—	$2\,1/8$	$3\,1/8$	$4\,1/4$
16:00	—	—	2	$2\,1/4$	$3\,1/4$	$4\,1/2$
17:00	—	—	—	$2\,3/8$	$3\,3/8$	$4\,3/4$
17:30	—	$1\,3/4$	—	$2\,1/2$	$3\,1/2$	$4\,7/8$
18:00	$1\,1/2$	—	$2\,1/4$	$2\,5/6$	$3\,5/8$	5
19:00	—	—	—	$2\,3/4$	$3\,3/4$	$5\,1/3$
20:00	—	2	$2\,1/2$	$2\,7/8$	$3\,7/8$	$5\,2/3$
21:00	$1\,3/4$	—	—	3	4	6
22:00	—	—	$2\,3/4$	$3\,1/4$	$4\,1/8$	$6\,1/2$
22:30	—	$2\,1/4$	—	—	$4\,1/2$	$6\,5/8$
23:00	—	—	—	$3\,3/8$	$4\,3/8$	$6\,3/4$
24:00	2	—	3	$3\,1/2$	$4\,1/2$	7
25:00	—	$2\,1/2$	—	$3\,3/4$	$4\,5/8$	$7\,1/2$
26:00	—	—	$3\,1/4$	4	$4\,7/8$	$7\,3/4$
27:00	$2\,1/4$	—	—	$4\,1/4$	5	8
28:00	—	$2\,3/4$	$3\,1/2$	$4\,1/2$	$5\,1/8$	$8\,1/2$
29:00	—	—	—	$4\,3/4$	$5\,3/8$	$8\,3/4$
30:00	$2\,1/2$	3	$3\,3/4$	5	$5\,1/2$	9

7. Laufen auf der Stelle

Übungsdauer (Min.)	60–70 Schritte* pro Min.	Punkte	60–70 Schritte* pro Min.	Punkte	60–70 Schritte* pro Min.	Punkte	60–70 Schritte* pro Min.	Punkte	60–70 Schritte* pro Min.	Punkte
2:30			175–200	3/4	200–225	1	225–250	1 1/4	250–275	1 1/2
5:00	300–350	1 1/4	350–400	1 1/2	400–450	2	450–500	2 1/2	500–550	3
7:30			525–600	2 1/4	600–675	3	675–750	3 3/4	750–825	4 1/2
10:00	600–700	2 1/2	700–800	3	800–900	4	900–1000	5	1000–1100	6
12:30			875–1000	3 3/4	1000–1125	5	1125–1250	6 1/4	1250–1375	7 1/2
15:00	900–1050	3 3/4	1050–1200	4 1/2	1200–1350	6	1350–1500	7 1/2	1500–1650	9
17:30			1225–1400	5 1/4	1400–1575	7	1575–1750	8 3/4	1750–1925	10 1/2
20:00	1200–1400	5	1400–1600	6	1600–1800	8	1800–2000	10	2000–2200	12
22:30			1575–1800	6 3/4	1800–2025	9	2025–2250	11 1/4	2250–2475	13 1/2
25:00	1500–1750	6 1/4	1750–2000	7 1/2	2000–2250	10	2250–2500	12 1/2	2500–2750	15
27:30			1925–2200	8 1/4	2200–2475	11	2475–2750	13 3/4	2750–3025	16 1/2
30:00	1800–2100	7 1/2	2100–2400	9	2400–2700	12	2700–3000	15	3000–3300	18

* Nur zählen, wenn der linke Fuß den Boden berührt! Beim Lauf müssen die Knie nach vorn gebracht und die Füße mindestens 20 cm über den Boden gehoben werden.

		Übungs-dauer	Punkte	Bemerkungen
Federball		1 Spiel	1 1/2	Einzelspiel; Spieler mit
		2 Spiele	3	gleichem Können; Spiel-
		3 Spiele	4 1/2	dauer 20 Minuten.
Tanzen*	Quadrille	30 Min.	2 1/2	Nur die Zeit energischen
	Polka	30 Min.	2 1/2	Tanzens zählt.
	Walzer	30 Min.	1 1/2	
	Modern	30 Min.	1 1/2	
Fechten		10 Min.	1	
		20 Min.	2	
		30 Min.	3	
Golf		9 Löcher	1 1/2	Wagen nicht motorisiert.
		18 Löcher	3	
Hockey		20 Min.	3	
		40 Min.	6	
		60 Min.	9	
Rudern		6 Min.	1	
		18 Min.	3	
		36 Min.	6	
Schlittschuh- oder Rollschuhlaufen		15 Min.	1	Für Schnellauf dreifacher
		30 Min.	2	Punktwert.
		60 Min.	3	
Skilaufen oder Wasserski		30 Min.	3	Für Gelände-Skilauf drei-
		60 Min.	6	facher Punktwert.
		90 Min.	9	
Tennis		1 Satz	1 1/2	Einzelspiele; Spieler mit
		2 Sätze	3	gleichem Können; Dauer
		3 Sätze	4 1/2	eines Satzes 20 Minuten.
Volleyball		15 Min.	1	
		30 Min.	2	
		60 Min.	4	
Spazierengehen mit gewöhnlichem oder Sport-Kinderwagen		0,8 km (10:00)	1	Mit 15 bis 30 Pfund
		1,6 km (20:00)	2	schwerem Kind
		2,4 km (30:00)	3	

* Punktwerte geschätzt

24 Punkte durch Übungskombinationen

	Ent-fernung	Übungs-dauer	Wochentage	Punkte	
Seilspringen	—	13:00	Mo, Do	8	
Treppensteigen	—	12:00	Di, Fr	8	A
Wandern	3,2 km	29:00	Sa, So	8	
Wandern	1,6 km	14:00	je 2 × Mo, Mi, Fr	12	
Radfahren auf der Stelle	—	21:00	So	6	B
Schwimmen	700 m	17:00	Sa	6	
Wandern	3,2 km	29:00	Mo, Fr	8	
Tennis	—	3 Sätze	Mi, So	9	C
Radfahren	11,2 km	27:00	Sa	7	
Jogging	2,4 km	14:45	Mo, Fr	12	
Tennis	—	3 Sätze	Mi, So	9	D
Golf	—	18 Löcher	Sa	3	
Wandern	4 km	29:00	Mo, Mi	15	
Skilaufen	—	60:00	So	6	E
Tanzen	—	60:00	Fr, Sa	ca. 4	

A Für die Hausfrau mit einem Park in der Nähe.
B Für Frauen, die ein vielseitiges Programm wünschen und sich ein Fahrradergometer leisten können.
C Für Tennisspielerinnen, die ein Fahrrad besitzen.
D Für besonders sportbegeisterte Frauen.
E Für Mädchen mit Verabredungen.

Höhenausgleichstabelle
Punktwerte für das Gehen bzw. Laufen einer Meile (1,6 km) in verschiedenen Höhen über dem Meeresspiegel

1,6 km	Standard	1500 m	Punkte
	19:59 – 14:30 Minuten	20:29 – 15:00 Minuten	1
	14:29 – 12:00 Minuten	14:59 – 12:30 Minuten	2
	11:59 – 10:00 Minuten	12:29 – 10:30 Minuten	3
	9:59 – 8:00 Minuten	10:29 – 8:30 Minuten	4
	7:59 – 6:30 Minuten	8:29 – 7:00 Minuten	5
	unter 6:30 Minuten	unter 7:00 Minuten	6
	2400 m	*3600 m*	*Punkte*
	20:59 – 15:30 Minuten	21:29 – 16:30 Minuten	1
	15:29 – 13:00 Minuten	16:29 – 14:00 Minuten	2
	12:59 – 11:00 Minuten	13:59 – 12:00 Minuten	3
	10:59 – 9:00 Minuten	11:59 – 10:00 Minuten	4
	8:59 – 7:30 Minuten	9:59 – 8:30 Minuten	5
	unter 7:30 Minuten	unter 8:30 Minuten	6

Bekannte Nahrungsmittel und Getränke
Kalorienmenge und das Übungsäquivalent für deren Abbau im Körper (zu den
römischen Ziffern der rechten Spalte s. Tabelle S. 170)

	Menge	ungef. Kalorien-gehalt	Übungs-äquivalent
Ananas			
– frisch	½ Tasse	40	I
– konserviert	½ Tasse	100	III
Apfel	1 Frucht, 13 cm	70	II
Apfelmus, gesüßt	½ Tasse	115	III
Aprikosen			
– konserviert	½ Tasse	45	I
– gedörrt	½ Tasse, 20 kleine halbe	120	III
Backhähnchen	¼, klein	185	IV
Backpflaumen	½ Tasse	150	IV
Banane	1 Fr. übl. Größe (15 × 3,8 cm)	80	II
Beefsteak, mager	100 g	185	IV
Birne	1 Frucht, 7½ × 6 cm	100	III
Blaubeeren, frisch	½ Tasse	45	I
Bohnen (grüne oder gelbe)	½ Tasse	15	I
Brezeln	5 kleine Stangen	20	I
Brot			
Weiß-	1 Scheibe	75	II
Weizenvollkorn-	1 Scheibe	70	II
Roggen-	1 Scheibe	70	II
Butter	1 Formstück, 7 g	50	II
Coca Cola	⅜ Liter	145	III
Corned Beef, konserviert	100 g	200	V
Ei	1 großes	80	II
Eis, Speise-	½ Tasse	145	III
Erbsen	½ Tasse	60	II
Erdbeeren			
– frisch	½ Tasse	30	I
– eingefroren	½ Tasse	140	III
Erdnüsse	2 Eßlöffel	105	III
Erdnußbutter	1 Eßlöffel	95	II
Frankfurter Würstchen	1 Stck. üblicher Größe	155	IV
mit Brötchen	1 Stck. üblicher Größe	245	V
Frikadellen (vom Rind)	100 g	220	V
Getreide			
Corn Flakes	1 Tasse	95	II
Hafermehl	1 Tasse	130	III
Weizenflocken	1 Tasse	105	III
Grapefruit	halbe Frucht	55	II
-saft	½ Tasse	35	I
Kalbfleisch, mager	100 g	200	V
Karamellen	3 mittlere	115	III

	Menge	ungef. Kalorien- gehalt	Übungs- äquivalent
Kartoffel-Chips	10 Stck. mittlerer Größe	115	III
Kartoffeln			
Pommes-frites	10 Stck., 5 cm lang	155	IV
Püree	1/2 Tasse	90	II
Süß-	180 g	155	IV
Käse			
Sahnequark	50 g	30	I
Schmelz-	50 g	100	III
Schweizer –	50 g	100	III
Kaugummi	1 Stck.	10	I
Kirschen, Süß-, frisch	1/2 Tasse	40	I
Krabben, konserviert	1/2 Tasse	85	II
Lachs, konserviert	100 g	135	III
Lammfleisch, mager	100 g	180	IV
Leber, Rinds-	100 g	210	V
Limonade, Zitronen-	1/4 Liter	110	III
Makkaroni	3/4 Tasse	115	III
Mandeln	9–10 ganze	70	II
Margarine	1 Formstück, 7 g	50	II
Marmelade, Gelee	1 Eßlöffel	55	II
Mayonnaise	1 Eßlöffel	100	III
Milch			
Voll-	1 Tasse	160	IV
Butter-	1 Tasse	90	II
Mager-	1 Tasse	90	II
Milchkakao	1 Tasse	210	V
Mohrrübe	1 Stck., 15×2,5 cm	20	I
Nudeln	3/4 Tasse	150	IV
Öl, Salat-	1 Eßlöffel	125	III
Orange	1 Frucht, Durchmesser 7,5 cm	75	II
Orangensaft	1/2 Tasse	55	II
Pfannkuchen	1 Stck., Durchmesser 10 cm	55	II
Pfirsich, frisch	5 cm	35	I
– konserviert	1/2 Tasse	100	III
Pflaume, frisch	5 cm	25	I
Popcorn	1 Tasse	40	I
Radieschen	4 kleine	5	I
Reis, gekockt	3/4 Tasse	140	III
Roastbeef			
mager	100 g	175	IV
mager, gegrillt	100 g	215	V
Rosinen	1/2 Tasse	230	V
Salat	2 große Blätter	10	I
Schinken, mager	100 g	175	IV

Bekannte Nahrungsmittel und Getränke (Fortsetzung)

	Menge	ungef. Kalorien-gehalt	Übungs-äquivalent
Schweinefleisch, mager	100 g	255	VI
Semmel	1 Stck., Durchmesser 9 cm	135	III
Spaghetti			
einfach	³/₄ Tasse	115	III
mit Tomatensoße	³/₄ Tasse	195	IV
mit Fleischklößchen	³/₄ Tasse	250	VI
Spargel	6 Stangen	20	I
Speck, gebraten	2 Scheiben	90	II
Spinat	¹/₂ Tasse	20	I
Suppen			
Bouillon	1 Tasse	30	I
Nudel- mit Huhn	1 Tasse	60	II
Tomaten-	1 Tasse	90	II
Thunfisch, konserviert	100 g	170	IV
Tomaten	¹/₂ Tasse	25	I
Tomatensaft	¹/₂ Tasse	20	I
Truthahn			
helles Fleisch	100 g	165	IV
dunkles Fleisch	100 g	190	IV
mager	100 g	200	V
Wurst, vom Schwein	50 g	250	VI
Yoghurt			
pur	1 Tasse	120	III
mit Früchten	1 Tasse	260	VI

Übungen zur Wahl
für den Abbau bestimmter Kalorienmengen

I
Bis 50 Kalorien
Gehen; 0,8 km in 7½ Minuten
Gehen/Jogging; 0,4 km in 3 Min.
Schwimmen; 250 m in 7½ Minuten
Radfahren; 2,4 km in 9 Minuten

II
50–99 Kalorien
Gehen; 1,6 km in 15 Minuten
Gehen/Jogging; 1,2 km in 9 Min.
Laufen; 1,2 km in 6 Minuten
Schwimmen; 450 m in 15 Minuten
Radfahren; 4,8 km in 18 Minuten

III
100–149 Kalorien
Gehen; 2,4 km in 30 Minuten
Gehen/Jogging; 1,6 km in 12 Min.
Laufen; 1,6 km in 8 Minuten
Schwimmen; 900 m in 30 Minuten
Radfahren; 4,8 km in 12 Minuten

IV
150–199 Kalorien
Gehen; 4 km in 50 Minuten
Gehen/Jogging; 2,4 km in 18 Min.
Laufen; 2,4 km in 12 Minuten
Schwimmen; 1500 m in 50 Minuten
Radfahren; 7,2 km in 18 Minuten

V
200–249 Kalorien
Gehen; 4,8 km in 45 Minuten
Gehen/Jogging; 3,2 km in 24 Min.
Laufen; 3,2 km in 16 Minuten
Schwimmen; 1350 m in 45 Minuten
Radfahren; 9,6 km in 24 Minuten

VI
250–299 Kalorien
Gehen; 6,4 km in 1 Std. 20 Minuten
Gehen/Jogging; 3,6 km in 27 Min.
Laufen; 4 km in 20 Minuten
Schwimmen; 2400 m in 1 Std. 20 Min.
Radfahren; 19,2 km in 1 Std. 12 Min.

VII
300–349 Kalorien
Gehen; 8 km in 1 Std. 40 Minuten
Gehen/Jogging; 4,4 km in 39 Min.
Laufen; 4,8 km in 24 Minuten
Schwimmen; 1350 m in 24 Minuten
Radfahren; 14,4 km in 24 Minuten

VIII
350–399 Kalorien
Gehen; 8,8 km in 1 Std. 36 Minuten
Gehen/Jogging; 4,8 km in 36 Min.
Laufen; 5,6 km in 28 Minuten
Schwimmen; 1350 m in 36 Minuten
Radfahren; 14,4 km in 36 Minuten

IX
400–449 Kalorien
Gehen; 9,6 km in 1 Std. 45 Minuten
Gehen/Jogging; 6 km in 45 Minuten
Laufen; 6 km in 30 Minuten
Schwimmen; 1575 m in 42 Minuten
Radfahren; 16,8 km in 42 Minuten

X
450–500 Kalorien
Gehen; 11,2 km in 2 Std. 20 Min.
Gehen/Jogging; 6,4 km in 48 Min.
Laufen; 6,4 km in 32 Minuten
Schwimmen; 1800 m in 48 Minuten
Radfahren; 19,2 km in 48 Minuten

Leistungstest (Gehen/Laufen)

(vgl. Seite 58)

Lassen Sie Ihre Freunde und Familienmitglieder gleich mitmachen!
In 12 Minuten zurückgelegte Entfernung

Datum	Name	Entfernung	erreichte Gruppe

Aufbautraining für Altersstufe (unter 30)
(Gehen/Laufen)
Trainingszeit 10 Wochen · Punkttabelle siehe Seite 149 ff.

Beginn am _____

Woche	Entfernung km	Zeitziel min	erreichte Zeit min	erreichte Punkte	Soll-punkte	Gewicht kg
					1	
					1	
1.	4,6	17:00			1	
					1	
					1	
			Summe:		5	
					1	
					1	
2.	4,6	15:00			1	
					1	
					1	
			Summe:		5	

Woche	Entfer-nung km	Zeitziel min	erreichte Zeit min	erreichte Punkte	Soll-punkte	Gewicht kg
3.	2,4	23:00			1,5	
					1,5	
					1,5	
					1,5	
					1,5	
			Summe:		7,5	
4.	2,4	21:00			3	
					3	
					3	
					3	
					3	
			Summe:		15	
5.	1,6	10:30			3	
					3	
					3	
					3	
					3	
			Summe:		15	
6.	2,4	19:00			3	
					3	
					3	
					3	
					3	
			Summe:		15	

Woche	Entfernung km	Zeitziel min	erreichte Zeit min	erreichte Punkte	Sollpunkte	Gewicht kg
					3	
					3	
7.	2,4	18:00			3	
					3	
					3	
			Summe:		15	
					4	
					4	
8.	3,2	24:00			4	
					4	
					4	
			Summe:		20	
					6	
					6	
9.	2,4	14:30			6	
					6	
			—	—	—	
			Summe:		24	
					6	
					6	
10.	2,4	13:30			6	
					6	
			—	—	—	
			Summe:		24	

Aufbautraining für Altersstufe (30–39)
(Gehen/Laufen)

Trainingszeit 12 Wochen · Punkttabelle siehe Seite 149 ff.

Beginn am _____

Woche	Entfer- nung km	Zeitziel min	erreichte Zeit min	erreichte Punkte	Soll- punkte	Gewicht kg
					1.	
					1	
1.	1,6	18:30			1	
					1	
					1	
			Summe:		5	
					1	
					1	
2.	1,6	16:30			1	
					1	
					1	
			Summe:		5	
					1	
					1	
3.	1,6	15:30			1	
					1	
					1	
			Summe:		5	

Woche	Entfernung km	Zeitziel min	erreichte Zeit min	erreichte Punkte	Soll-punkte	Gewicht kg
					1,5	
					1,5	
4.	2,4	24:00			1,5	
					1,5	
					1,5	
			Summe:		7,5	
					1,5	
					1,5	
5.	2,4	22:00			1,5	
					1,5	
					1,5	
			Summe:		7,5	
					2	
					2	
6.	1,6	12:00			2	
					2	
					2	
			Summe:		10	
					3	
					3	
7.	2,4	20:00			3	
					3	
					3	
			Summe:		15	

Woche	Entfernung km	Zeitziel min	erreichte Zeit min	erreichte Punkte	Soll-punkte	Gewicht kg
					3	
					3	
8.	2,4	18:00			3	
					3	
					3	
			Summe:		15	
					4	
					4	
9.	3,2	25:00			4	
					4	
					4	
			Summe:		20	
					4	
					4	
10.	3,2	24:00			4	
					4	
					4	
			Summe:		20	
					4,5	
					4,5	
11.	2,4	16:00			4,5	
					4,5	
					4,5	
			Summe:		22,5	

Woche	Entfer- nung km	Zeitziel min	erreichte Zeit min	erreichte Punkte	Soll- punkte	Gewicht kg
					6	
					6	
12.	2,4	14:00			6	
					6	
			—	—	—	
			Summe:		24	

Aufbautraining für Altersstufe (40–49)
(Gehen/Laufen)

Trainingszeit 14 Wochen · Punkttabelle siehe Seite 149 ff.

Beginn am _____

Woche	Entfer-nung km	Zeitziel min	erreichte Zeit min	erreichte Punkte	Soll-punkte	Gewicht kg
					1	
					1	
1.	1,6	19:00			1	
					1	
					1	
			Summe:		5	
					1	
					1	
2.	1,6	17:30			1	
					1	
					1	
			Summe:		5	
					1	
					1	
3.	1,6	16:00			1	
					1	
					1	
			Summe:		5	

Woche	Entfer-nung km	Zeitziel min	erreichte Zeit min	erreichte Punkte	Soll-punkte	Gewicht kg
4.	2,4	25:00			1,5	
					1,5	
					1,5	
					1,5	
					1,5	
			Summe:		7,5	
5.	2,4	23:00			1,5	
					1,5	
					1,5	
					1,5	
					1,5	
			Summe:		7,5	
6.	3,2	31:00			2	
					2	
					2	
					2	
					2	
			Summe:		10	
7.	1,6	12:30			2	
					2	
					2	
					2	
					2	
			Summe:		10	

Woche	Entfernung km	Zeitziel min	erreichte Zeit min	erreichte Punkte	Sollpunkte	Gewicht kg
8.	2,4	20:30			3	
					3	
					3	
					3	
					3	
			Summe:		15	
9.	2,4	19:00			3	
					3	
					3	
					3	
					3	
			Summe:		15	
10.	3,2	26:00			4	
					4	
					4	
					4	
					4	
			Summe:		20	
11.	3,2	24:00			4	
					4	
					4	
					4	
					4	
			Summe:		20	

Woche	Entfernung km	Zeitziel min	erreichte Zeit min	erreichte Punkte	Soll-punkte	Gewicht kg
					4,5	
					4,5	
12.	2,4	17:00			4,5	
					4,5	
					4,5	
			Summe:		22,5	
					4,5	
					4,5	
13.	2,4	15:30			4,5	
					4,5	
					4,5	
			Summe:		22,5	
					6	
					6	
14.	2,4	14:30			6	
					6	
			–	–	–	
			Summe:		24	

Woche	Entfer- nung km	Zeitziel min	erreichte Zeit min	erreichte Punkte	Soll- punkte	Gewicht kg
			Summe:			
			Summe:			
			Summe:			
			Summe:			

Woche	Entfer-nung km	Zeitziel min	erreichte Zeit min	erreichte Punkte	Soll-punkte	Gewicht kg
		Summe:				
		Summe:				
		Summe:				
		Summe:				

Woche	Entfer- nung km	Zeitziel min	erreichte Zeit min	erreichte Punkte	Soll- punkte	Gewicht kg
			Summe:			
			Summe:			
			Summe:			
			Summe:			

Woche	Entfer-nung km	Zeitziel min	erreichte Zeit min	erreichte Punkte	Soll-punkte	Gewicht kg
			Summe:			
			Summe:			
			Summe:			
			Summe:			

Woche	Entfer- nung km	Zeitziel min	erreichte Zeit min	erreichte Punkte	Soll- punkte	Gewicht kg
			Summe:			
			Summe:			
			Summe:			
			Summe:			

Woche	Entfer- nung km	Zeitziel min	erreichte Zeit min	erreichte Punkte	Soll- punkte	Gewicht kg
			Summe:			
			Summe:			
			Summe:			
			Summe:			

Woche	Entfer-nung km	Zeitziel min	erreichte Zeit min	erreichte Punkte	Soll-punkte	Gewicht kg
			Summe:			
			Summe:			
			Summe:			
			Summe:			

Woche	Entfer- nung km	Zeitziel min	erreichte Zeit min	erreichte Punkte	Soll- punkte	Gewicht kg
			Summe:			
			Summe:			
			Summe:			
			Summe:			

Frauen
in unserer Gesellschaft

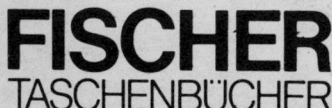

FISCHER
TASCHENBÜCHER

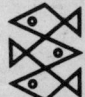

Gesund und fit

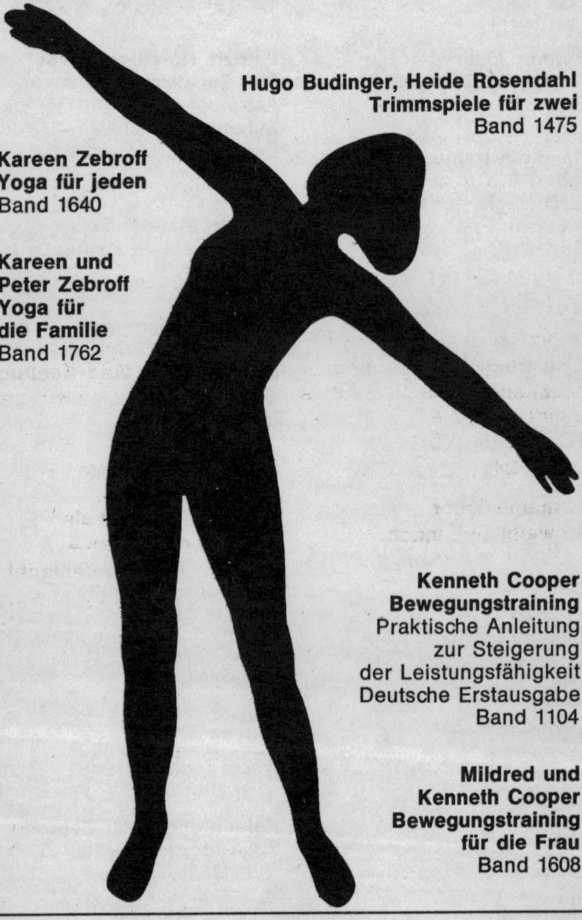

Hugo Budinger, Heide Rosendahl
Trimmspiele für zwei
Band 1475

**Kareen Zebroff
Yoga für jeden**
Band 1640

**Kareen und
Peter Zebroff
Yoga für
die Familie**
Band 1762

**Kenneth Cooper
Bewegungstraining**
Praktische Anleitung
zur Steigerung
der Leistungsfähigkeit
Deutsche Erstausgabe
Band 1104

**Mildred und
Kenneth Cooper
Bewegungstraining
für die Frau**
Band 1608

FISCHER
TASCHENBÜCHER

Zen·Yoga·Meditation

Prentice Mulford
Unfug des Lebens und Sterbens
(Bd. 1890)

Claudio Naranjo,
Robert E. Ornstein
Psychologie der Meditation
Deutsche Erstausgabe
(Bd. 1811)

Patrizia Norelli-Bachelet
Der Gnostische Kreis
Astrologie des
Zukunftsmenschen
Deutsche Erstausgabe
(Bd. 1920)

Gabriel Plattner
Yoga — ein Ja zum Leben
(Bd. 1824)

Martin Schönberger
Verborgener Schlüssel zum
Leben. Weltformel I-Ging im
Genetischen Code
(Bd. 1877)

Tschögyam Trungpa
Aktive Meditation
(Bd. 1837)

Daisetz Teitaro Suzuki
Die große Befreiung
Einführung in den Zen-
Buddhismus. Mit einem
Geleitwort von C. G. Jung
(Bd. 1666)

Kareen Zebroff
Yoga für Jeden
(Bd. 1640)

Kareen und Peter Zebroff
Yoga für die Familie
(Bd. 1762)

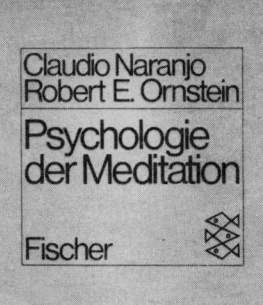

Claudio Naranjo
Robert E. Ornstein
Psychologie
der Meditation
Fischer

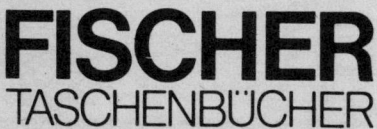 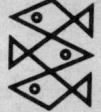